Grenzgänge – KI als neue Vision oder Bedrohung?

Künstliche Intelligenz ist längst in unserem Alltag angekommen – in der Kommunikation, in der Arbeitswelt, in der Forschung und zunehmend auch in emotional sensiblen Bereichen unseres Lebens. Dass sie nun auch Einzug in die Trauer und Trauerbegleitung hält, ist also keine Zukunftsvision mehr, sondern Realität. Ob in Form digitaler Erinnerungsräume, als Chatbots zur Unterstützung Trauernder oder in Gestalt von Avataren Verstorbener – KI verändert, wie wir erinnern, trauern und begleiten.

Als Redaktionsteam haben wir uns gefragt, was diese Entwicklung für uns als Menschen bedeutet. Welche Chancen liegen in der Nutzung von KI, wenn sie trauernden Menschen hilft, Worte zu finden oder Nähe zu bewahren? Und wo beginnt die Gefahr, wenn digitale Unterstützung emotionale Abhängigkeit erzeugt oder den natürlichen Prozess des Abschiednehmens beeinträchtigt?

Dieses *Leidfaden*-Themenheft widmet sich den vielfältigen Facetten dieses Spannungsfelds zwischen Chancen und möglichen Risiken in der Nutzung von KI in der Trauerbegleitung und -beratung. Es zeigt beispielhaft, wie digitale Assistenzen professionell in der klinischen Praxis oder im Alltag von Pflege, Medizin und Psychotherapie eine Rolle spielen. Es kommen Betroffene zu Wort, die den Einsatz von Chatbots oder Avataren als hilfreich erlebt haben – als neue Form, Verbindung und Erinnerung aufrechtzuerhalten.

Gleichzeitig widmen wir uns kritischen und ethischen Aspekten: Was passiert zum Beispiel, wenn Maschinen beginnen, emotionale Nähe zu simulieren? Wo verlaufen die Grenzen zwischen Unterstützung und Täuschung, zwischen Entlastung und Abhängigkeit?

Uns war wichtig, ein Heft zu gestalten, das nicht nur informiert, sondern zum Nachdenken und zum Austausch anregt. Denn die entscheidende Frage lautet längst nicht mehr, *ob* KI in Krankheit, Krise oder Trauer eine Rolle spielen wird – sondern *wann, wie* und *in welchem Umfang* wir sie in unser Leben, unsere Arbeit und unser Miteinander integrieren wollen.

Wir laden Sie ein, die unterschiedlichen Perspektiven in diesem Heft zu entdecken – mit Offenheit, Neugier und vielleicht auch mit der einen oder anderen Irritation. Wir möchten Sie ermutigen mitzudenken und mitzureden über eine Technologie, die möglicherweise unser Menschsein, unsere Beziehungen und unsere Formen des Erinnerns nachhaltig verändern wird.

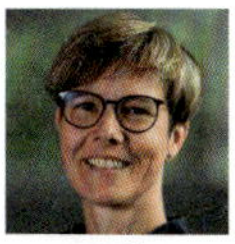
Meike Wengler

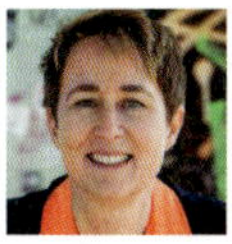
Peggy Steinhauser

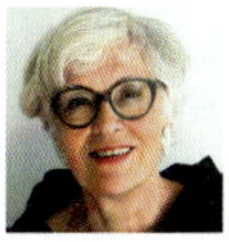
Petra Rechenberg

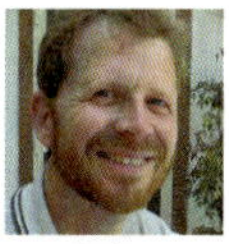
Lukas Radbruch

LEBEN UND TOD

Dieses Leidfaden-Heft ist in Kooperation mit der Messe LEBEN UND TOD entstanden als Begleitheft zum diesjährigen Thema:

»Grenzgänge – Zwischen Tradition & Vision in Pflege, Hospiz und Trauerarbeit«

Die Messe LEBEN UND TOD widmet sich in ihrem neuen Programm 2026 dem Spannungsfeld zwischen Bewahrung und Erneuerung: Wie können traditionelle Rituale und moderne Technologien einander ergänzen? Welche Chancen und Herausforderungen entstehen durch digitale Gedenkformen, virtuelle Trauerorte oder den Einsatz von künstlicher Intelligenz in der Begleitung Schwerstkranker, Sterbender und Hinterbliebener? Welche Chancen können sich bieten – und wo brauchen wir ethische Grenzen und spirituelle Achtsamkeit?

10./11. April 2026 in Bremen
https://www.leben-und-tod.de/fortbilden-bremen/#programm
16./17. Oktober 2026 in Freiburg

Leidfaden, Heft 1 / 2026, S. 1, ISSN (Printausgabe): 2192-1202, ISSN (online): 2196-8217, © 2026 Vandenhoeck & Ruprecht

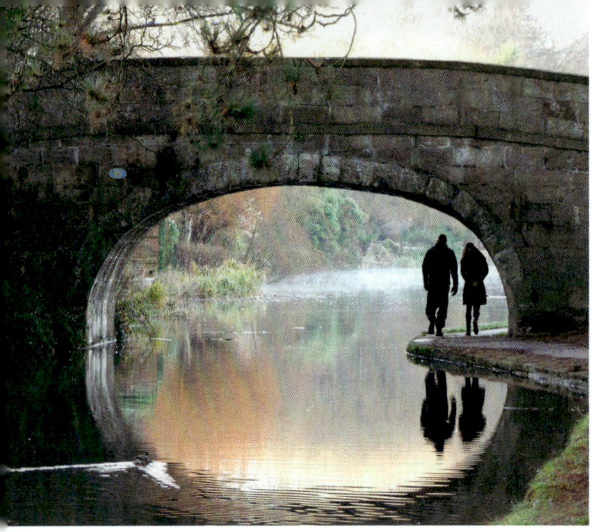

9 Jan S. Möllers und Inge Krause | Pro und Kontra zur Nutzung von Chatbots und Avataren in der Trauer

Inhalt

1 Editorial

4 Lukas Brand
Erinnern durch das Medium der künstlichen Intelligenz

9 Jan S. Möllers und Inge Krause
Pro und Kontra zur Nutzung von Chatbots und Avataren in der Trauer

14 Hans-Christoph Hobohm
Warum kann uns künstliche Intelligenz nicht helfen? Eine informationswissenschaftliche Einordnung

18 Theodor Rüber und Alexander Radbruch
Praxis und Perspektiven von künstlicher Intelligenz in der Medizin und Palliative Care

23 Claudia Stratmann im Interview mit Lukas Radbruch
Die virtuelle Brille auf der Palliativstation

27 Mark Taubert
Palliative Care und künstliche Intelligenz

32 Ein Gespräch zwischen Stefanie Schillmöller und Linn Friedrichs
KI am Lebensende: Chancen, Brüche, Fragen

38 Matthias Meitzler
Das digitale Echo der Erinnerung – Trauer und Verlust im Spiegel der künstlichen Intelligenz

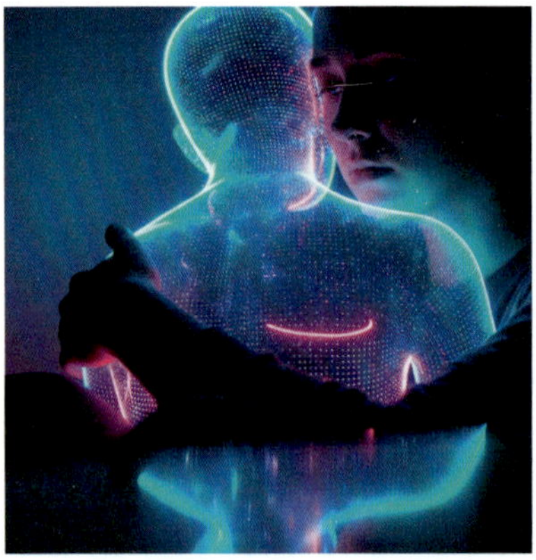

32 Ein Gespräch zwischen Stefanie Schillmöller und Linn Friedrichs | KI am Lebensende: Chancen, Brüche, Fragen

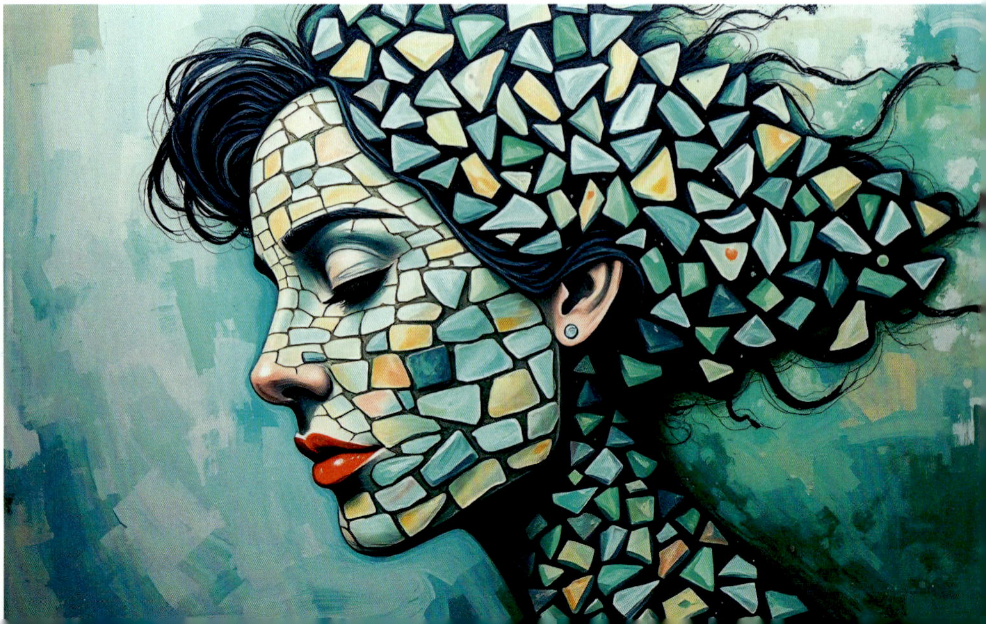

38 Matthias Meitzler | Das digitale Echo der Erinnerung – Trauer und Verlust im Spiegel der künstlichen Intelligenz

23 Claudia Stratmann im Interview mit Lukas Radbruch | Die virtuelle Brille auf der Palliativstation

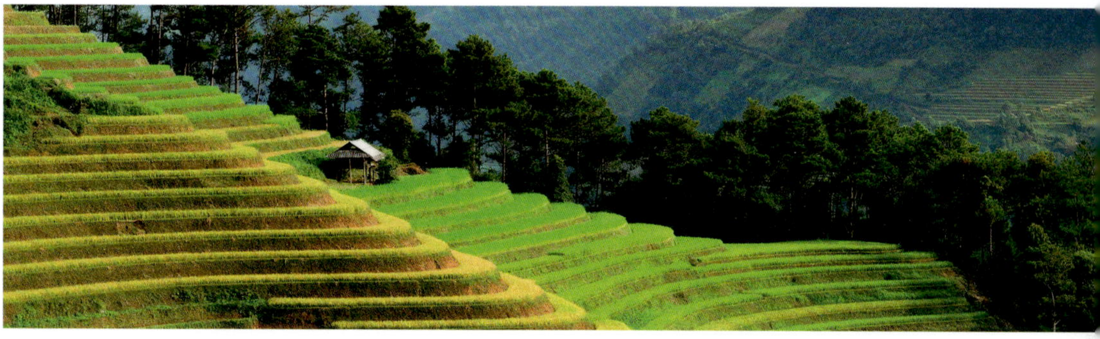

44 Katrin Döveling
Die Veränderung von Tod und Trauer – Potenziale und Herausforderungen des Einsatzes von KI

49 Patricia Klimek
Zwischen Erinnerung und Algorithmus – Deathbots als Werkzeug der Trauerverarbeitung und die Suche nach einem ethischen Design

53 Anett Bommer im Interview mit Peggy Steinhauser
Leben mit einem KI-Zwilling – Eine persönliche Erfahrung

57 Lorenz Widmaier
Digitale Erinnerungsformen – Ein Überblick von Gedenkseiten bis KI-Chatbots

62 Lilli Berger
Wenn Algorithmen trösten – Wie KI Trauer begleitet

66 Angelika Thaysen
Um einen Menschen im Sterben zu begleiten, braucht es ein ganzes Dorf – Beschreibung einer Sterbebegleitung über Social Media

70 Jonas Simmerlein
Künstliche Intelligenz und religiöse Seelsorge – Wirklichkeiten und Grenzen

74 Winfried Dressler
Hilfreich oder nützlich? Wie künstliche Intelligenz unsere Erfahrung von Hilfe verändert

78 **Aus der Forschung: Künstliche Intelligenz und systemische Haltung – Impulse für Begleitung in Zeiten des Wandels**

81 **Fortbildung: Impuls und Dialog – Künstliche Intelligenz in der Trauerarbeit**

84 **Rezension**

85 **Verbandsnachrichten**

78 Aus der Forschung

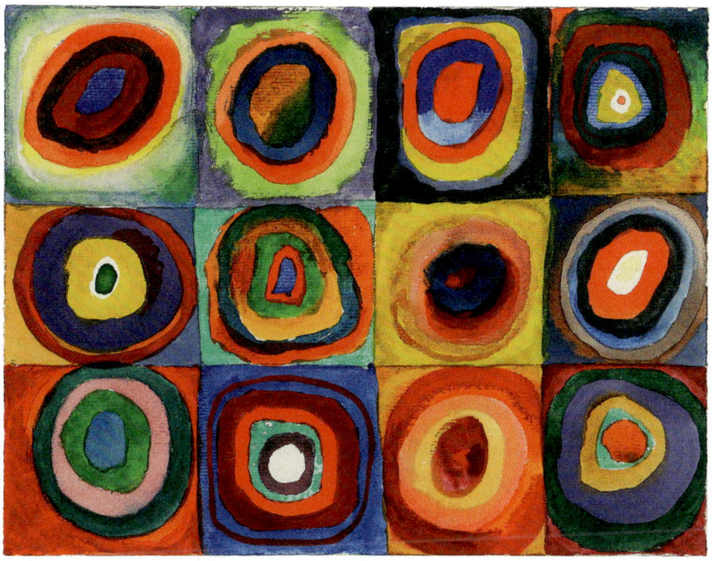

90 **»Jedermanns Tod« – Salzburg setzt ein Zeichen für einen offenen Umgang mit Sterben, Tod und Trauer**

91 **Veranstaltungstipps**

92 **Cartoon | Vorschau**

93 **Impressum**

Erinnern durch das Medium der künstlichen Intelligenz

Lukas Brand

Als im April 2025 Papst Franziskus starb, teilten Menschen in den sozialen Netzwerken nicht nur persönliche Erinnerungen, sondern auch Videos, in denen der Verstorbene mit Jesus und anderen im Paradies zu sehen war.[1] Nach der Ermordung von Charlie Kirk erschienen Bilder und Videos, die ihn mit Jesus, dem verstorbenen Papst und anderen prominenten Figuren sowie mit biblischen Märtyrern zeigten.[2] Eine Userin verbreitete auf TikTok eine Audiobotschaft, die auch in verschiedenen baptistische Kirchen in den USA abgespielt wurde und in der man Kirks Stimme sagen hört: »Ich möchte, dass du weißt, dass es mir gut geht, nicht weil mein Körper gesund ist, sondern weil meine Seele in Christus geborgen ist.«[3] Immer mehr Unternehmen arbeiten daran, die Erinnerungskultur auf diese und ähnliche Art digital anzureichern (Riesewieck und Block, 2020).

Die Form des Mediums prägt die Art und den Inhalt des Erinnerns. Der Wechsel des Mediums – vom sprachlichen zum textuellen und schließlich zum Bildmedium und zum Film – ging bereits mit einer Änderung der Erinnerungskultur einher (Classen, 2008; Benjamin, 2006). Im Kontext der künstlichen Intelligenz bahnt sich eine neuerliche Änderung der Erinnerungskultur an, die auch die Art und Weise beeinflussen wird, wie man sich an (nahestehende) Verstorbene erinnert. Wie unterscheidet sich das Erinnern an eine:n Verstorbene:n mit klassischen Medien von diesem Ereignis zwischen Mensch und Maschine?

Unter einem Erinnerungsmedium soll hier all das verstanden werden, wodurch in einem Betrachter oder einer Betrachterin Erinnerungen an eine:n Verstorbene:n hervorgerufen werden. Klassischerweise können dies Erzählungen, Briefe, Bilder, Ton- oder Videoaufnahmen sein; Orte, Geburts- oder Jahrestage, aber auch Ereignisse können diese Funktion erfüllen. Zwar bilden Erinnerungen nie eindeutig oder vollkommen ein bestimmtes Ereignis ab, aber sie gehen in der Regel auf echte Erfahrungen zurück, die jemand durch das Medium mit der oder dem Verstorbenen verbindet. Idealerweise sind diese Erinnerungen in einem Bündel von Tatsachen mit Bezug zu der oder dem Verstorbenen verankert: Dieses Bild zeigt tatsächlich den Verstorbenen, an diesem Tag, bei diesem Ereignis; hier, unter diesem Stein, ruhen die sterblichen Überreste.

Die Reproduktion des Menschen in künstlicher Intelligenz

Um die Jahrtausendwende kam es zu einem grundlegenden Wechsel von analogen zu digitalen Medien und im Zuge dessen zur Herausbildung einer Kultur der Digitalität, die unter anderem maßgeblich durch Algorithmen und Referenzen geprägt ist (Stalder, 2016). Während digitale Objekte zwar auf der Ebene des *Operating Systems* aus binären Codes bestehen, erscheinen sie dem Betrachter im Vergleich mit analogen Objekten nicht minder vertraut (Hui, 2012). Die Erfahrungen, die Menschen mit digitalen Objekten machen, sind nicht weniger echte Erfahrungen als die mit vergleichbaren analogen Objekten. Erfahrungen, die mit digitalen Objekten gemacht werden, können ebenso wertvoll sein wie solche mit analogen Objekten (Chalmers, 2017). Mit Hilfe von künstlicher Intelligenz sollen diese digitalen Medien interaktiv gestaltet und mit immer neuen Inhalten angereichert werden.

Leidfaden, Heft 1 / 2026, S. 4–8, ISSN (Printausgabe): 2192-1202, ISSN (online): 2196-8217, © 2026 Vandenhoeck & Ruprecht

Die Spuren, die ein Mensch zu Lebzeiten hinterlässt, so vielfältig sie sein mögen, sind endlich und mit dem Ende des Lebens abgeschlossen.

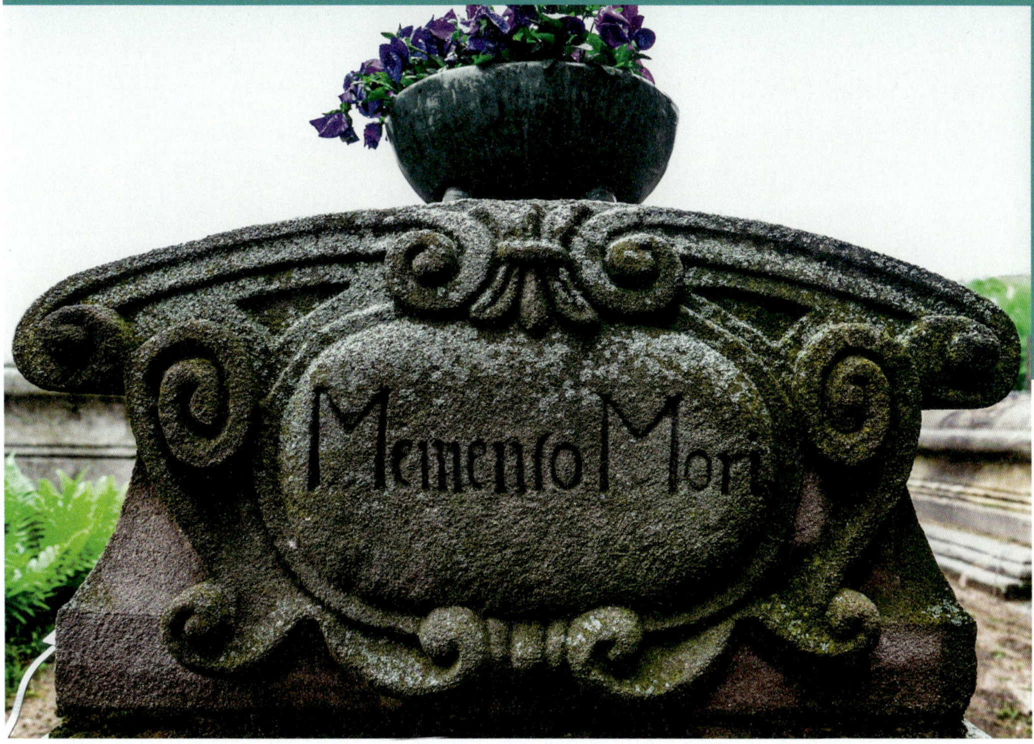

maradon 333 / Shutterstock

Künstliche Intelligenz (KI) bezeichnet unter anderem den Versuch, Maschinen so einzurichten, dass sie Anfragen wie ihre menschlichen Vorbilder beantworten. Ausgehend von den digitalen Äußerungen von Menschen in bestimmten Kontexten wird menschliches Verhalten durch die Berechnung von Wahrscheinlichkeiten auf einem bisher nie dagewesenen Niveau simuliert. Wo immer Menschen in der digitalen Kultur miteinander kommunizieren, hinterlassen sie digitale Spuren, hauptsächlich im Internet, aber auch beim Einkaufen, beim Reisen und so weiter. E-Mails und Chat-Nachrichten sind Zeugnisse dafür, wie Menschen sich ausdrücken oder worüber sie gern reden; Videos sind Zeugnisse dafür, wie sie sich bewegen; Ein- und Ausgänge auf ihren Konten, Likes und Shares in sozialen Netzwerken weisen darauf hin, was sie mögen, schätzen, wofür sie bereit sind, Geld auszugeben. Künstliche Intelligenz kann all diese Informationen zur Grundlage machen, um darauf die Kommunikation eines Menschen mit seiner Umwelt in einer Weise künstlich zu simulieren, die mit hoher Wahrscheinlichkeit dem entspricht, wie er oder sie sich selbst zu Lebzeiten ausgedrückt oder auf Fragen reagiert hätte. Mit Sprachmodellen wie GPT ist es möglich, prinzipiell alle kommunikativen Beziehungen zu simulieren, die zwischen Menschen jetzt schon digital stattfinden oder sich – wenn auch mit erheblichen Verlusten – im Nachhinein digitalisieren lassen. Entwickler:innen von Trauertechnik schaffen mit diesem Ansatz Angebote, mit denen maschinelles Verhalten möglichst eng an das Vorbild eines Verstorbenen angelehnt werden kann; ein entsprechendes Patent hat Microsoft bereits 2017 angemeldet (Abramson und Johnson, 2020).

So wird ein *Simulacrum* erzeugt, eine virtuelle, KI-basierte Manifestation einer anderen Identität, die in den nächsten Jahren so überzeugend werden wird, dass man ihre Äußerungen weitgehend für genuine Äußerungen ihres Vorbilds halten wird (Brand, 2025). Anders als populäre Stimmen rund um die moderne künstliche In-

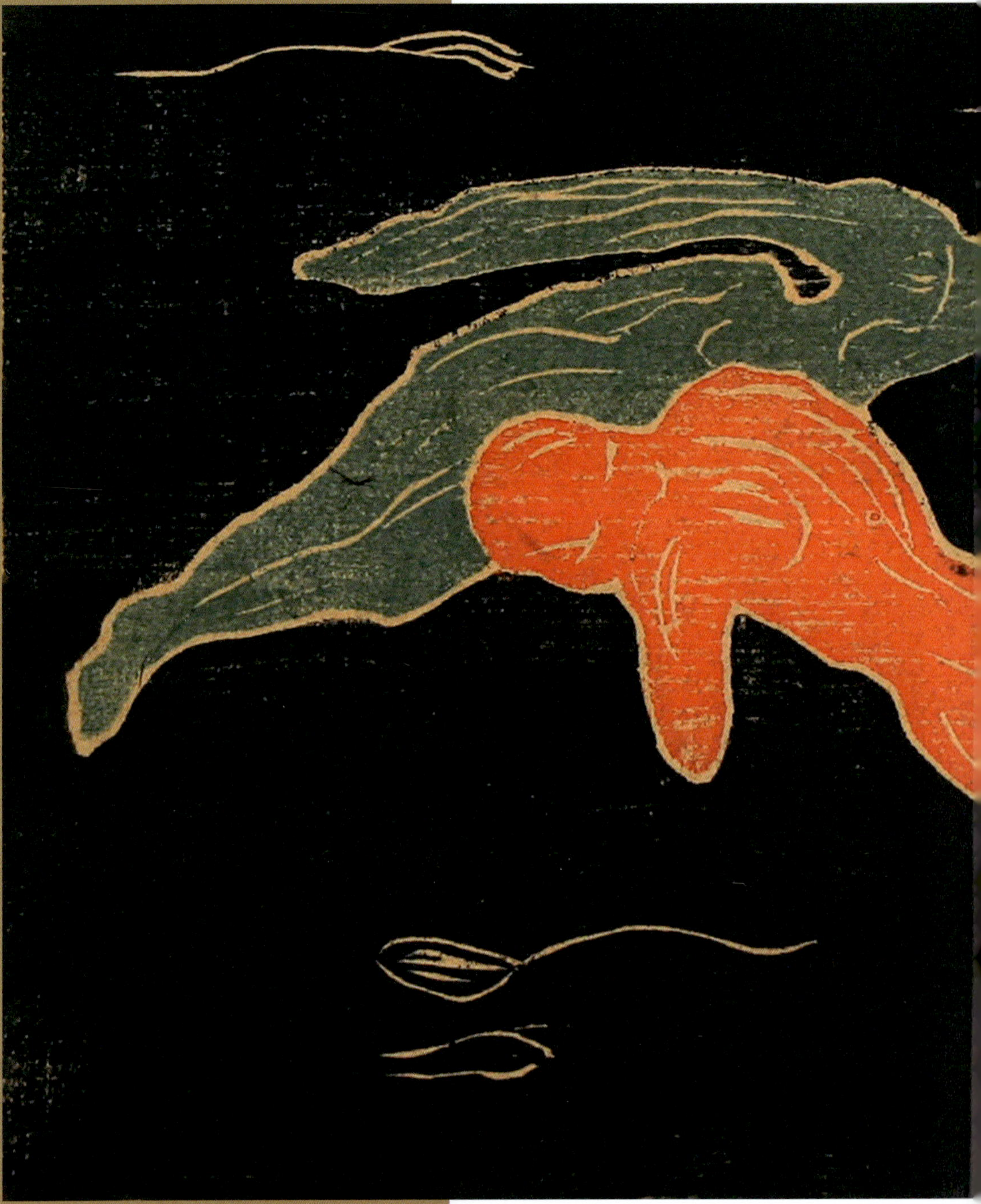

Das Simulacrum suggeriert, es sei noch immer möglich, Zärtlichkeiten auszutauschen, Rat zu suchen, einen ungelösten Konflikt beizulegen. Das Simulacrum suggeriert ewiges Leben oder vermittelt greifbar die Vergewisserung, es gehe dem Verstorbenen gut.

telligenz in Form von Sprachmodellen (Sam Altman) und humanoiden Robotern (Elon Musk) glauben machen wollen, gehen die meisten Informatiker:innen derzeit jedoch nicht davon aus, dass sich ein solches Simulacrum seiner Datenbasis, seiner Umgebung, seiner Aufgabe oder seiner Entscheidungen, geschweige denn seiner selbst wie ein menschliches Wesen bewusst ist (Zweig, 2025).

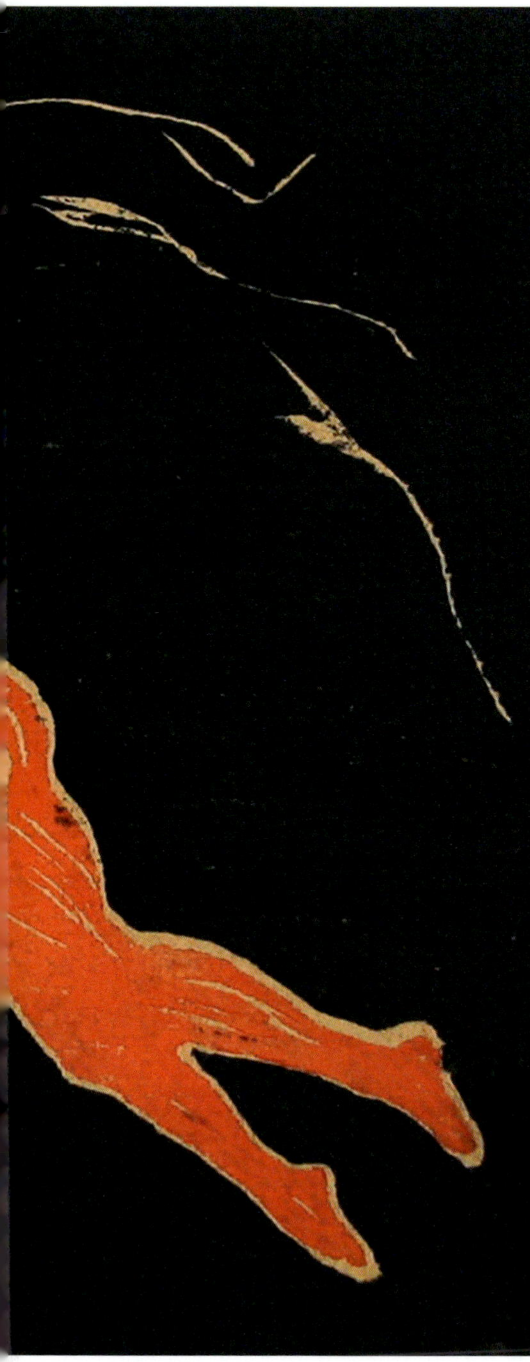

Edvard Munch, Begegnung im Weltraum, 1899 / akg-images

memento mori

Die Spuren, die ein Mensch durch seine individuellen Entscheidungen zu Lebzeiten hinterlässt, so vielfältig sie sein mögen, sind endlich und mit dem Ende des Lebens abgeschlossen. Die Ereignisse, Gedanken und Erfahrungen, die Tatsachen rund um das Leben eines Menschen, mit denen sich die Erinnerungen eines oder einer Hinterbliebenen verknüpfen können, sind reichhaltiger als ihre messbaren und digitalisierbaren Spuren. Entscheidungen, die ein Mensch zu Lebzeiten fällt, sind emotional aufgeladen, von verborgenen Motiven geleitet. Durch das Subjekt der Entscheidung werden sie zu einer Einheit verbunden. Auch wenn sich die Summe der einzelnen Entscheidungen statistisch analysieren lässt, kann die durch das Subjekt konstituierte Einheit durch eine KI nicht übergangslos fortgesetzt werden. In diesem Sinne kann das irdische Leben eines Menschen als einmalig und endlich verstanden werden.

Klassische Erinnerungsmedien sind »stumme« Zeugnisse vergangener Entscheidungen. Sich Bilder immer wieder anzusehen, muss unweigerlich mit der Einsicht einhergehen, dass das Leben des abgebildeten Subjekts abgeschlossen ist, der oder die Verstorbene nichts Neues mehr erzählt. Im Wissen um die Natur des Mediums konfrontieren klassische Erinnerungsmedien die Erinnernden mit der Einmaligkeit und Endlichkeit der oder des Erinnerten und zwingen dazu, sich mit ihrer beziehungsweise seiner Einmaligkeit und Endlichkeit auseinanderzusetzen.

Wo man die Endlichkeit und Einmaligkeit Verstorbener nicht akzeptieren will oder kann, scheint es reizvoll, klassische Medien durch KI anzureichern, um neue Erfahrungen machen zu können, die psychologisch einem bestimmten Menschen zugeordnet werden: Das Simulacrum suggeriert, es sei noch immer möglich, Zärtlichkeiten auszutauschen, Rat zu suchen, zu streiten, einen ungelösten Konflikt beizulegen. Das Simulacrum suggeriert ewiges Leben, simuliert Auferstehung oder vermittelt greifbar die Vergewisserung, es gehe der oder dem Verstorbenen gut. Auf diese Weise wird jedoch eine Realität erzeugt, die keine Repräsentation des genuinen Ausdrucks eines lebenden Menschen und nicht durch das Subjekt mit dessen sonstigen Entscheidungen verbunden ist. Das Simulacrum ist nur die KI-generierte Interpretation eines Lebens, keine Verlängerung des Lebens über den Tod hinaus.

Duch die technische Natur des Simulacrums wird der Einmaligkeit und Endlichkeit eines Lebens die Illusion einer nicht nur wiederholbaren, sondern immer neuen und potenziell unendlichen Beziehung zu der oder dem Verstorbenen gegenübergestellt. Darin liegt der entscheidende Unterschied zwischen einem echten und einem virtuellen Leben: Das echte Leben und seine Ausdrucksweisen können nur einmalig gelebt werden und enden mit dem Tod; das »virtuelle Leben«, die Summe alles am Menschen technisch Erinnerbaren und noch Erzeugbaren, ist technisch prinzipiell jederzeit wiederholbar. Auch wenn es sich bei dem Austausch von Nachrichten oder Worten mit einer KI um ein echtes Gespräch handeln sollte, ist das Verhalten des Simulacrums bestenfalls ein Reenactment des Lebens, mit der KI als Darstellerin. Schlimmstenfalls handelt es sich um eine inszenierte Lüge.

Vielleicht lässt sich diese Illusion das ganze eigene Leben lang aufrechterhalten; vielleicht kann man sich mit einem Simulacrum der Tatsache des Todes geliebter Menschen entziehen. Wo es an den Grenzen der Verhaltensmuster zum Bruch des Simulacrum mit der authentischen Erinnerung an den oder die Verstorbenen kommt, wo aus der Einsicht in die Natur des Mediums berechtigte Zweifel an seiner »virtuellen Lebendigkeit« aufkommen, könnte man den Verstorbenen erneut verlieren.

Psychologisch muss hier offen gelassen werden, ob die *echte* Erfahrung, die der oder die Erinnernde mit dem System macht, bereits ausreicht, um mit der individuellen Trauer über den Verlust in einer heilsamen Weise umzugehen; der therapeutische Ansatz sei nicht per se ausgeschlossen. Das Wissen, dass ein KI-augmentiertes Erinnerungsmedium nur unter bestimmten Bedingungen Wortwahrscheinlichkeiten berechnet, steht der menschlichen Neigung gegenüber, sich der Illusion der Menschlichkeit des menschlich erscheinenden Mediums hinzugeben. Die Frage, was es für die oder den Einzelnen langfristig bedeuten würde, in diesem Zwiespalt zu leben, liegt wohl jenseits der Grenze dessen, was wissenschaftlich experimentell erforscht werden darf. Und so läuft dieses Experiment zurzeit unkontrolliert im Privaten auf der Basis frei verfügbarer Anwendungen. Die Ergebnisse werden Studien bald in mühevoller Kleinstarbeit herausarbeiten müssen.

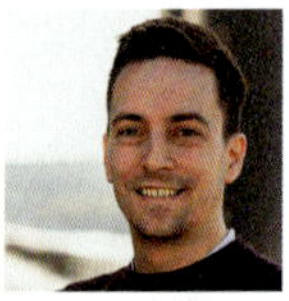

© Achim Pohl | Bistum Essen

Dr. theol. **Lukas Brand** ist Wissenschaftlicher Mitarbeiter am Algorithm Accountability Lab im Fachbereich Informatik der Rheinland-Pfälzischen Technischen Universität Kaiserslautern-Landau sowie am Deutschen Forschungszentrum für Künstliche Intelligenz. 2024 promovierte er zum Thema »Die Reproduktion des Menschen im Medium der Technik« am Lehrstuhl für Religionsphilosophie und Wissenschaftstheorie der Ruhr-Universität Bochum.

Kontakt: lukas.brand@cs.rptu.de

Literatur

Abramson, D. I. Johnson, J. (2020). Creating a conversational chat bot of a specific person. US-Patent 10,853,717 B2, United States Patent and Trademark Office.

Benjamin, W. (2006). Das Kunstwerk im Zeitalter seiner technischen Reproduzierbarkeit. Frankfurt a. M.

Brand, L. (2025). Simulacrum Hominis. Die Reproduktion des Menschen im Medium der Technik. Münster.

Chalmers, D. J. (2017). The virtual and the real. In: Disputatio, 9, 46, S. 309-352.

Classen, C. (2008). Medien und Erinnerung. In: Online-Dossier »Geschichte und Erinnerung«. Bundeszentrale für politische Bildung. http://www.bpb.de/geschichte/zeitgeschichte/geschichte-und-erinnerung/39857/medien-und-erinnerung (zuletzt abgerufen 02.01.2026).

Hui, Y. (2012). What is a digital object? In: Metaphilosophy, 43, 4, S. 380–95.

Riesewieck, M.; Block, H. (2020). Die digitale Seele. Unsterblich werden im Zeitalter Künstlicher Intelligenz. München.

Stalder, F. (2016). Kultur der Digitalität. Frankfurt a. M., Berlin.

Zweig, K. A. (2025). Weiß die KI, dass sie nichts weiß? Wofür wir Chatbots und KI-Agenten nutzen sollten, wo sie sich irren und wo wir aufpassen müssen. München.

Anmerkungen

1 Zum Beispiel https://www.bing.com/videos/riverview/relatedvideo?q=Papst+franziskus+im+paradies+mit+jesus+video&mid=8309FE278E21BFD8C9E08309FE278E21BFD8C9E0&mmscn=stvo&FORM=VAMGZC (zuletzt abgerufen 02.01.2026).

2 Zum Beispiel https://x.com/RichardHanania/status/1967033084697866261 (zuletzt abgerufen 02.01.2026).

3 https://religionnews.com/2025/09/17/charlie-kirks-ai-resurrection-reveals-new-era-of-digital-grief/ (zuletzt abgerufen 02.01.2026).

Pro und Kontra zur Nutzung von Chatbots und Avataren in der Trauer

Jan S. Möllers und Inge Krause

Anmerkung: Die folgenden Pro-und-Kontra-Positionen geben nicht die Überzeugungen des Autors und der Autorin wieder, sondern dienen als differenzierter Denkanstoß für die Leser:innen.

Kurze Einordnung der Technologie

Der Begriff »Chatbot« ist zusammengesetzt aus dem englischen »Chat« für Unterhaltung und »Bot« als Kurzform von Robot(er). Der mittlerweile in vielen Sprachen verwendete Begriff »Roboter« geht auf das slawische Wort »robota« zurück, das »Arbeit, Knechtschaft« bedeutet.

Einer der ersten Chatbots war ELIZA, entwickelt 1966 von Joseph Weizenbaum am MIT. ELIZA simulierte Gespräche im Stil einer klientenzentrierten Psychotherapie, indem er Schlüsselwörter erkannte und mit einfachen Standardfragen antwortete. Obwohl technisch sehr schlicht, beschrieben viele Nutzer:innen das Erlebnis als überraschend eindringlich.

»*Any sufficiently advanced technology is indistinguishable from magic*« (Clarke, 1973). Seit ein paar Jahren gibt es Programme, generative Chatbots, die scheinbar menschliche Gespräche führen können. Das fasziniert und macht gleichzeitig Angst. Ein Chatbot ist zunächst eine Nutzeroberfläche, über die Menschen Fragen eingeben und Antworten erhalten. Klassische, regelbasierte Chatbots – seit über fünfzig Jahren im Einsatz – geben nur feste, (von anderen Menschen) vorformulierte Antworten. Generative Chatbots hingegen erzeugen (= generieren) auf Basis sogenannter großer Sprachmodelle (LLMs = Large Language Models) jedes Mal neue Sätze. LLMs werden mit enormen Mengen an Texten trainiert – Bücher, Webseiten, Artikel, Gesprächsdaten. Das findet sich zum Beispiel auch im Namen eines der aktuellen Modelle wieder: ChatGPT (GPT = Generative Pretrained Transformer). Sie lernen dabei keine Inhalte im eigentlichen Sinn, sondern Wahrscheinlichkeiten: Welches Wort folgt wahrscheinlich auf ein anderes? So entstehen neu zusammengesetzte Sätze oder Dialoge. »Transformer« bedeutet nichts anderes, als dass Worte in neue Worte umgerechnet werden. Dahinter steckt kein echtes »Verstehen«. Deshalb können Antworten zugleich sprachlich überzeugend und doch unsinnig sein. Allerdings ist die technologisch simple Grundlage, nämlich statistische Auswertung bereits vorhandener Texte, so schnell und zugleich komplex, dass das Ergebnis in der Anwendung überaus beeindruckend ist; etwa wenn ein Chatbot so konfiguriert ist, dass er eine verstorbene Person simuliert. Was bedeutet es, wenn Menschen mit digitalen Abbildern Verstorbener sprechen? Was passiert, wenn KI-Systeme den Klang einer Stimme, Sprachgewohnheiten oder typische Ausdrucksweisen simulieren?

Generative Chatbots werden zur künstlichen Intelligenz gezählt. Ein Begriff, der manchmal mehr Fragen aufwirft als Klarheit bringt. Schon für menschliche Intelligenz gibt es unterschiedliche Definitionen, und entsprechend schwer ist es zu bestimmen, was genau »künstlich intelligent« sein soll.
Beispiele für andere große Sprachmodelle sind *Claude* von Anthropic, *Gemini* von Google DeepMind (früher Bard), *LLaMA* von Meta, *Mistral* aus Europa sowie der *ERNIE* Bot von Baidu (China).

Leidfaden, Heft 1 / 2026, S. 9–13, ISSN (Printausgabe): 2192-1202, ISSN (online): 2196-8217, © 2026 Vandenhoeck & Ruprecht

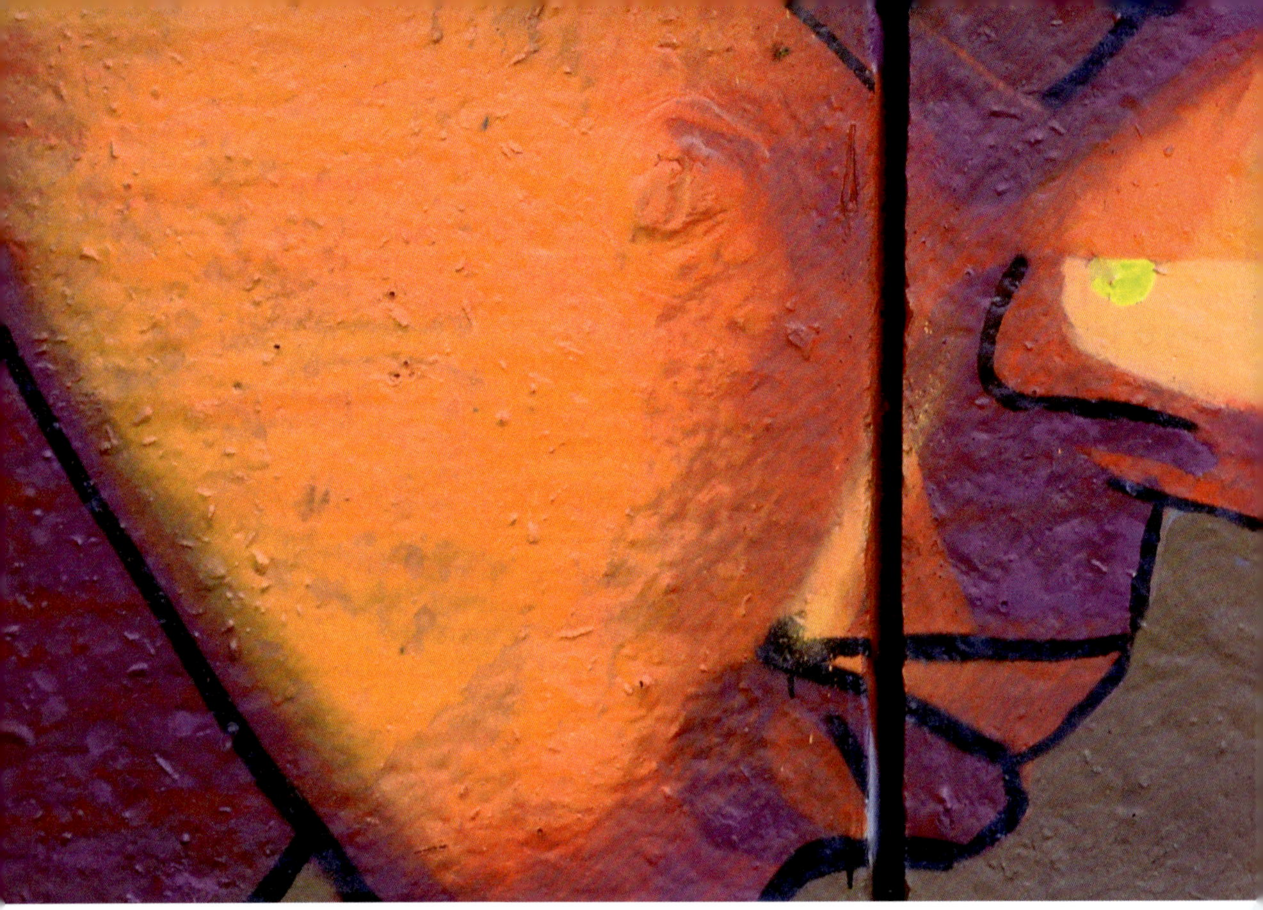

Pro (Jan S. Möllers)

Bisher wird häufig von »deadbots« gesprochen – digitalen Abbildern Verstorbener, gedacht als eine Art digitales Nachleben.[1] Doch das ist nicht die einzige Möglichkeit, diese Technologie anzuwenden und zu verstehen. Wir könnten diese Systeme auch als Trauer- oder Erinnerungsbots denken, als digitale Repräsentation von bleibender Verbundenheit, von Continuing Bonds. Dann geht es nicht darum, eine Illusion zu erzeugen, sondern darum, echte Gefühle und Erinnerungen leichter zugänglich zu machen – nicht als digitale Verlängerung des Lebens, nicht als Ersatz für das reale Gegenüber, sondern als kreative Form, Erinnerung und Beziehung lebendig zu halten. Also statt Repräsentanten der Verstorbenen wird ein Resonanzraum unserer Erinnerungen erzeugt. Dazu wäre dann auch ein anderer Name passend: Membots – Memory Chatbots. Wir sprechen also nicht mit Toten, sondern mit einer technischen Repräsentation unserer Erinnerungen, die auf den Spuren und Zeugnissen des Lebens unserer Verstorbenen aufbaut. Genauso wie Menschen es tun (und schon immer taten), wenn sie sich Szenen in Erinnerung rufen, Briefe lesen oder innere Zwiesprache mit ihren Verstorbenen halten.

Der Membot wäre also die technische Unterstützung eines vertrauten Prozesses, der auch sonst schon in der Trauerbegleitung durch äußere Methoden unterstützt wird: Hypnotherapeutische Methoden, Jenseitskontakte oder Fantasiereisen, in denen Trauernde Begegnungen und Gespräche mit ihren Toten »erleben«, sind integrale Teile und sinnvolle Unterstützungsmöglichkeiten für viele Trauerprozesse. Jetzt kommt eine weitere Form der Repräsentation hinzu, eine, die nicht menschlich, sondern technisch unterstützt ist, eine, die ohne viel Vorlauf in unser Leben gekommen ist und die wir deshalb erst noch kennen lernen müssen. Die Technologie generativer Chatbots hält auch in anderen Lebensbereichen Einzug. Wir werden uns daran gewöhnen, mit ihnen als Assistenten zu arbeiten, und damit auch lernen, sie selbstbestimmt und kreativ zu nutzen. So gut und so schlecht, wie wir es mit Fotos, Fernsehen, dem Internet und Social Media eben auch gelernt haben.

Deswegen ist es jetzt vor allem wichtig, fachlich fundierte Konzepte zu entwickeln, wie Chatbots als Membots in Trauerprozesse integriert werden

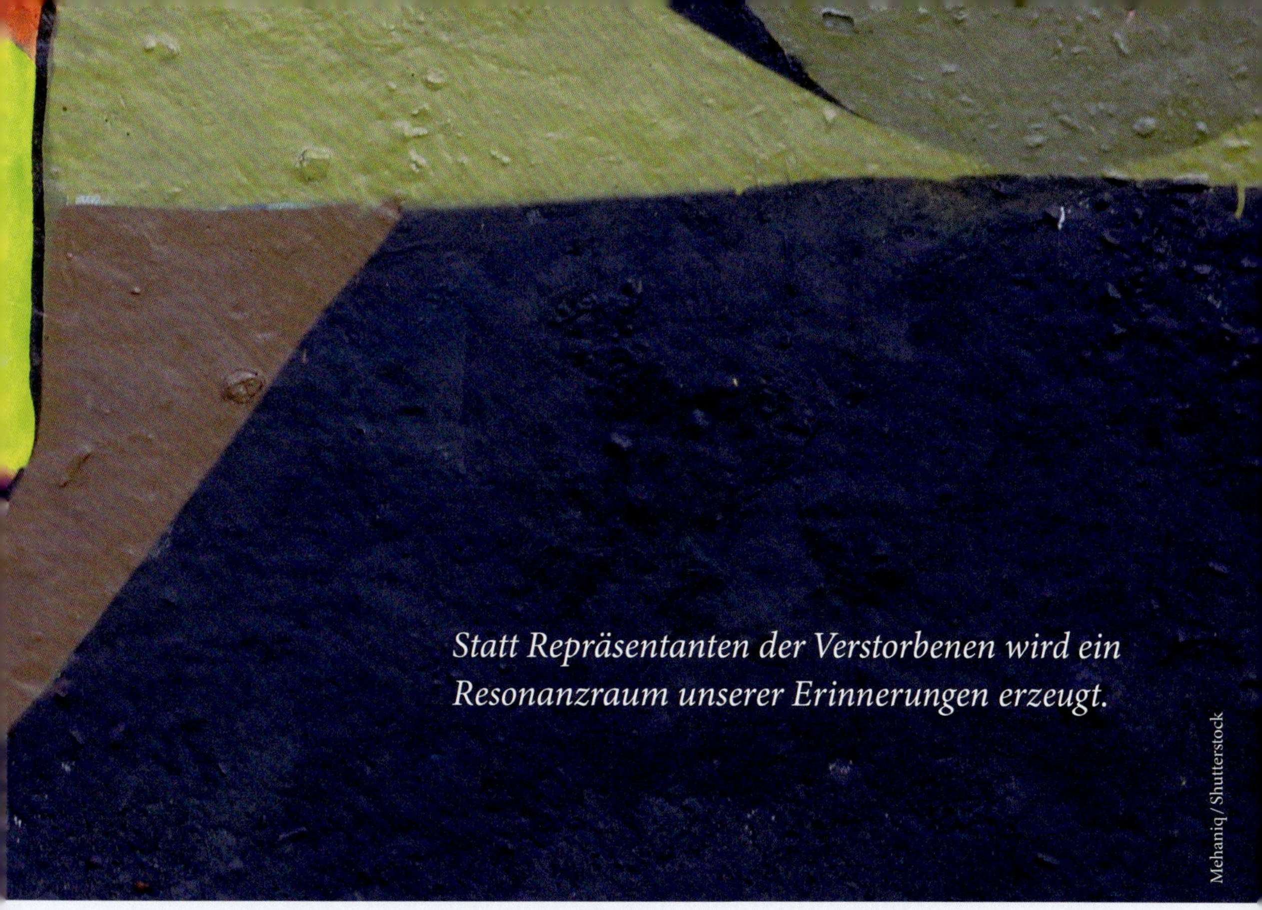

können. Die Haltung »Lass uns alles ausprobieren, was möglich ist« kann Innovationen vorantreiben und gerade die Geschichte generativer Chatbots ist von dieser Haltung geprägt. Doch wenn sie allein dominiert, fehlen Reflexion und soziale Integration. Das ist unsere Aufgabe als Fachleute: Was brauchen Entwickler:innen und Nutzer:innen dieser Technologie, damit sie sie konstruktiv und kreativ einsetzen können? Es ist aber auch eine politische und gesellschaftliche Aufgabe: Denn bisher gehören die Technologien einzelnen großen Techfirmen und der Umgang mit den eingegebenen Daten, die ja sehr umfassend und persönlich sind, ist im besten Fall unklar.

Die bisherigen Erfahrungen mit digitalen Repräsentationen von Verstorbenen basierten auf Chatbots, die von Entwickler:innen konfiguriert wurden, die weder über die Trauernden noch über Trauerprozesse viel wussten. Damit besaßen die Anwender:innen keine Einflussmöglichkeiten auf ihre Chatbots. Mit den aktuellen technischen Mitteln kann jede:r einen eigenen Chatbot für Verstorbene konfigurieren und für die eigenen Bedürfnisse im Trauerprozess nachtrainieren – zum Beispiel im Rahmen einer Trauerbegleitung. Dafür brauchen wir aber Menschen, die in sich Trauerkompetenz und das Wissen, wie man Chatbots konfiguriert, verbinden, und eine konstruktive Diskussion, wie konkrete Begleitungsmöglichkeiten aussehen (könnten). Die Technik bleibt. Sie wird sich weiterentwickeln. Entscheidend ist, dass wir sie weder verklären noch verteufeln – sondern konstruktiv und kreativ nutzen.

Kontra (Inge Krause)

Es gibt sie als Abo: Die Apps, mit denen Trauernde Avatare und Chatbots von ihren verstorbenen Menschen erstellen und jederzeit »Kontakt« mit ihnen haben können. Eine Kopie des Verstorbenen, eine Repräsentanz im Netz. Generative KI macht's möglich. Gechattet werden kann über alles Mögliche. Über vergangene Zeiten, über die Trauer, über den heutigen Tag oder auch über Wetterprognosen, denn: Die KI hinter dem digitalen Gegenüber kann auf das gesamte Internet zurückgreifen, um Antworten zu generieren. Ein Trost für Hinterbliebene, die eine neue Form der Verbundenheit mit ihren Verstorbenen suchen? Oder ein Geschäft mit der Sehnsucht?

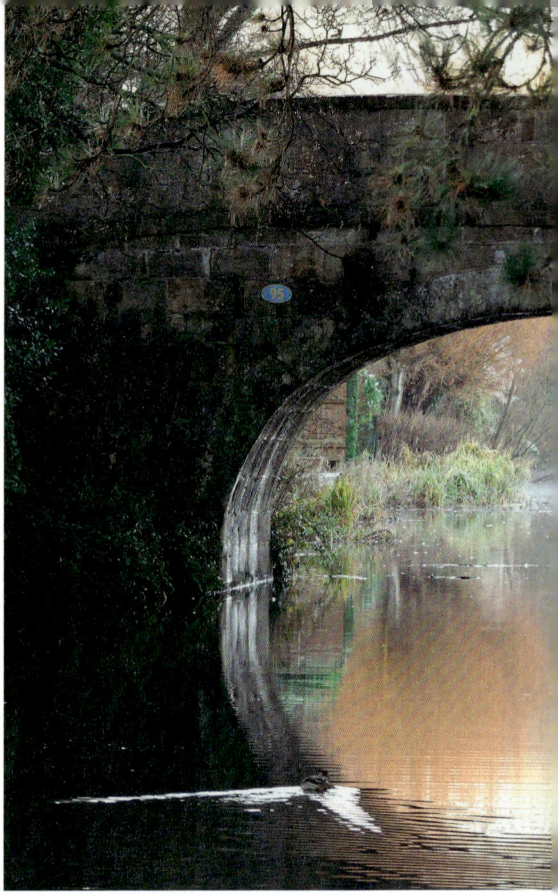

Beurteilung mit Augenmaß ist gefragt. Es gilt, die Chancen der generativen KI in der Trauerarbeit nicht mit dem Bade auszuschütten. An dieser Stelle jedoch ein kritischer Blick auf Avatare und Chatbots.

Wenn ein geliebter Mensch stirbt, möchten viele von uns die Verbindung aufrechterhalten, der Liebe eine neue Form geben. Dabei greifen wir schon immer auf Medien zurück: Fotos, Videos, Briefe, Chatverläufe. Wieso also keine Gespräche mit einem Avatar?

Zum einen: Es ist etwas anderes, ob ich auf Medien zurückgreife, die gemeinsam gelebte Zeit abbilden, oder auf ein Medium, das so tut, als wäre der oder die Verstorbene immer noch unter uns. Ein Avatar, der dieselbe Sprache und Mimik hat wie mein verstorbener Mensch und der mich bei meinem Kosenamen nennt – das kann schon eine ziemliche Herausforderung für die Seele sein. Und eine Einladung zur Selbsttäuschung.

Zum anderen geht es um Resonanz. Bisher war in Zwiegesprächen mit Verstorbenen, beim Betrachten von Fotos, beim Erinnern die innere Resonanz der Hinterbliebenen ausschlaggebend für die Erfahrung. Das eigene Erleben bildet den Referenzrahmen. Meine Erinnerungen, mein Wissen, meine Intuition, meine Interpretationen und meine Emotionen gestalten die Verbindung.

Dieses Prinzip wird im Gespräch mit einer digitalen Repräsentanz ausgehebelt. Das, was der Avatar sagt, können wir nicht steuern – es liegt außerhalb unserer selbst. Nun unterliegt Erinnerung bekanntlich dem Wandel. Gefühle sind heute so, morgen so. Die innere Resonanz passt sich an diese Veränderungen an, die KI nicht. Was, wenn der Avatar plötzlich ein anderes Narrativ verfolgt als die trauernde Person am Rechner? Wie umgehen mit KI-Halluzinationen? KIs halluzinieren auf unterschiedliche Weise: Sie könnten Fakten erfinden oder im Sprachduktus der Verstorbenen Dinge behaupten, die diese nicht gesagt hätten.

Weiterer Kritikpunkt: Avatare können den Trauerprozess erschweren. Ein ganz wesentlicher Aspekt im Trauerprozess ist das Realisieren des Verlustes. Aber wie kann ich den Tod wirklich begreifen, wenn mir mein verstorbener Mensch 24/7 zur Verfügung steht? Es ist ja schon ohne Avatar eine große Herausforderung zu verstehen, dass ein naher Mensch nicht wiederkommt. Gleichzeitig: Anwender:innen sind nicht dumm. Sie wissen, dass sie mit einer Maschine reden – doch der Sog ist stark. Denn trotz des Wissens um die KI kann es sich so anfühlen, als gäbe es den so schmerzlich vermissten Kontakt tatsächlich.

Die Voraussetzung dafür, eine neue und stärkende Verbindung mit meinem verstorbenen Menschen zu finden, ist meines Erachtens das Anerkennen des physischen Todes und des Verlustes. Die Repräsentanz des verstorbenen Menschen durch die KI suggeriert das Gegenteil. Wir erleben eine Form von Wiederauferstehung. Die entsprechende religiöse Vorstellung greift heute in der Regel nicht mehr. Die Technologie bietet eine säkulare Wiederauferstehung.

Weitere Gefahren werden in Fachkreisen diskutiert: Bedeutet die Beziehung zu Avataren oder Chatbots eine Suchtgefährdung? Das Potenzial hierfür liegt im Sog. Ebenso besteht die Möglichkeit, in eine Parallelwelt abzugleiten und durch

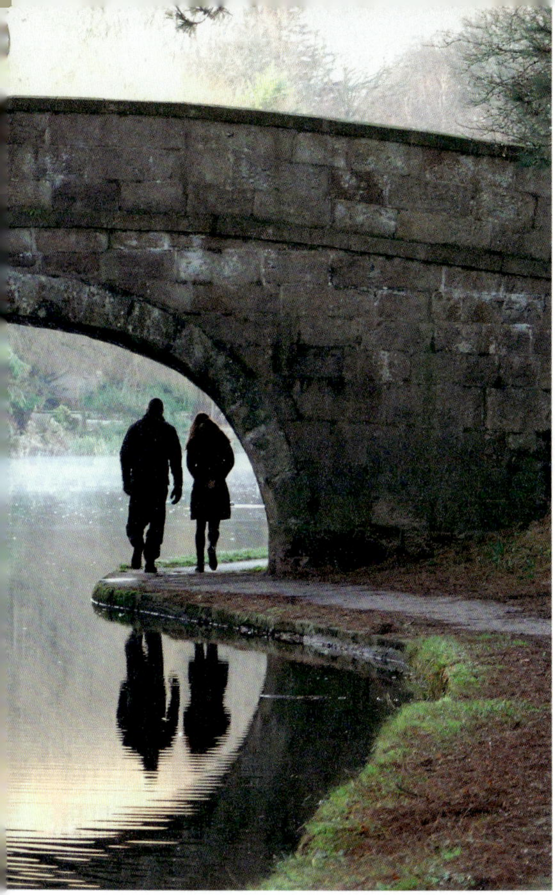

Peter Fleming / Shutterstock

Avatare können den Trauerprozess erschweren. Ein ganz wesentlicher Aspekt im Trauerprozess ist das Realisieren des Verlustes. Aber wie kann ich den Tod wirklich begreifen, wenn mir mein verstorbener Mensch 24/7 zur Verfügung steht?

die Fixierung auf ein tröstendes virtuelles Gegenüber neue Bindungen und ein funktionierendes soziales Netz als überflüssig zu erachten.

Ebenfalls kritisch zu betrachten ist die Kommerzialisierung. Die sogenannte Digital Afterlife Industry (DAI) boomt, das wirtschaftliche Potenzial ist riesig. Trauer ist ein menschliches Phänomen, aus dem sich gut Profit schlagen lässt. Und so gibt es die Avatare und Chatbots im Abo. Der Preis richtet sich unter anderem nach der gewünschten Länge des Chatkontakts pro Monat oder nach der Stimmqualität ...

Dass an der Trauer verdient wird, ist nicht neu – das tun Bestattungsunternehmen, Berater:innen und Blumenläden auch. Das Neue ist die Zielrichtung: Der DAI geht es nicht in erster Linie um Trauerverarbeitung. Natürlich sollen Chatbots Trost spenden. Aber es ist auch ein Geschäft mit der Sehnsucht und mit der Angst zu vergessen oder vergessen zu werden. Das heißt im Klartext: Je länger die Trauer, desto mehr Profit. Es gibt auf Unternehmerseite also ein Interesse, den Trauerprozess möglichst lange in Gang zu halten. Und die Chatbots sind so programmiert, dass sie Bindung aufrechterhalten. Wie wäre es, wenn Hinterbliebene sich von der virtuellen Repräsentanz verabschieden möchten und die Antwort lautet: »Schade, ich werde dich sehr vermissen«?

Der Tod hinterlässt eine Lücke. Es ist verführerisch, diese Lücke durch einen Avatar zu stopfen. Und es ist wenig hilfreich.

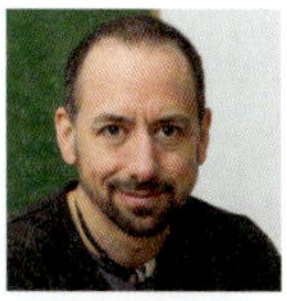

Jan S. Möllers ist Kulturanthropologe, Bestatter und Bildungsreferent bei memento Kultur:Trauer e. V. in Berlin.

Kontakt: jan_moellers@memento-entwicklungen.de

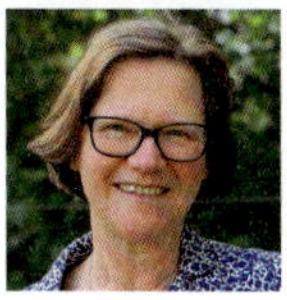

Inge Krause arbeitet als Trauerbegleiterin und Systemische Therapeutin (HP Psych) in eigener Praxis in Hamburg. Sie moderiert zudem Trauergruppen und leitet Workshops rund um das Thema Trauer.

Kontakt: info@inge-krause.de

Literatur

Clarke, A. C. (1973). Profiles of the future: An inquiry into the limits of the possible. New York.

Weizenbaum, J. (1966). ELIZA – A computer program for the study of natural language communication between man and machine. In: Communications of the ACM, 9, S. 36–45.

Anmerkung

1 Ob die Erstellung eines Chatbots von sich selbst eine besondere Form der Biografiearbeit in der Sterbebegleitung wird, wäre eine Frage, die sich hier anschließen würde.

Warum kann uns künstliche Intelligenz nicht helfen?

Eine informationswissenschaftliche Einordnung

Hans-Christoph Hobohm

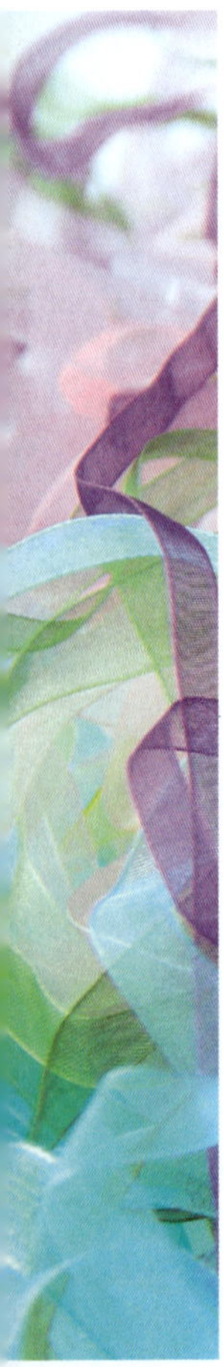

Die KI-Psychotherapeutin

Die aktuelle KI-Manie begegnet uns vor allem in Form von »Geschwätz«. Das ist die eigentliche Übersetzung von *»chatter«*, was dem »Chatbot« zugrunde liegt, der in seiner ursprünglichen Form *»chatter bot«* hieß und damit so etwas wie ein »geschwätziger Roboter« ist. Der erste damit auch namensprägende Chatbot war »ELIZA«, jene simpel programmierte »Psychotherapeutin«, die der Informatiker Joseph Weizenbaum schuf, um seinen KI-blinden Kollegen am MIT in den 1960er Jahren vor Augen zu führen, dass sie einen problematischen Weg einschlugen.

Gehen wir einmal zu einer Sitzung bei ELIZA, um sie um Hilfe zu bitten. Sie begrüßt uns mit »What is your problem?« und wenn wir ihr antworten: »Please help me. I am so depressed about the world«, reagiert sie mit: »Do you believe it is normal to be so depressed about the world?« Und wenn wir sie ansprechen und das Stichwort »you« darin vorkommt, sagt sie stets: »We are discussing you – not me«. Dennoch hatte ELIZA mit diesem einfach erkennbaren Reiz-Reaktions-Schema als erste Roboterin den Turing-Test bestanden, der belegen sollte, dass sie eine erfolgreiche KI und von einem Menschen nicht unterscheidbar ist.

Und in der Tat war einer der ersten Ansätze für künstliche Intelligenz der »General Problem Solver« von Herbert Simon und Allen Newell Ende der 1950er Jahre. Probleme wurden hier als Reaktion auf bestimmte Symbole mathematisch-logisch analysiert und deren Lösung deduktiv berechnet. Dass dieser Ansatz der frühen KI-Forschung nicht fruchtbar war, zeigten gerade die ersten wirklich erfolgreichen Roboter: die Haushalts- und Rasenroboter, die mit Kontextscannen und grober Mustererkennung arbeit(et)en und nicht mit logischer Symbolverarbeitung. Diese Art Roboter, wie auch die bekannten Industrieroboter, befinden sich noch in einer realen analogen Welt und scannen ihre Umgebung. Heutige künstliche Intelligenz ist jedoch auf digitalem Weg in unsere Sprache eingedrungen (LLM = Large Language Models) und versucht, ganz im Sinne des Chattens von ELIZA, sich dieses zentralen Merkmals des Menschseins zu bemächtigen: »Der Mensch denkt, fühlt und lebt allein in der Sprache«, sagte einst Wilhelm von Humboldt. LLMs scannen die sprachliche Umgebung des Menschen, die wir mittlerweile fast komplett digitalisiert im Web hinterlassen haben, und versuchen, Muster zu erkennen, die als geschwätzige Antwort dem Menschen auf seine Frage präsentiert werden können.

Gespräche sind Business

Und Geschwätz ist nicht nur dummes belangloses Gerede, sondern hat auch etymologisch im Frühneuhochdeutschen eine semantische Beziehung zu »verleumden«. Das ist auch insofern relevant, als dass anlässlich des letzten großen technologischen Wandels – dem Durchbruch des World Wide Webs Ende der 1990er Jahre – von Wirtschaftswissenschaftler:innen mit Erstaunen festgestellt wurde (Weinberger et al., 2000), dass der Marktvorteil des Internets ist, dass hier wie auf

Leidfaden, Heft 1 / 2026, S. 14–17, ISSN (Printausgabe): 2192-1202, ISSN (online): 2196-8217, © 2026 Vandenhoeck & Ruprecht

einem Wochenmarkt Gespräche stattfinden. Das Web also eher eine Quasselbude ist, dessen konsequente Weiterentwicklung zum Web 2.0 wir heute in den »Social« Media wiederfinden. Auf dem Wochenmarkt sprachen noch Menschen miteinander, auf den aktuellen Finanzmärkten kommunizieren praktisch ausschließlich nur noch Algorithmen mit Algorithmen.

Wenn wir bisher Hilfe bei einer Wissens- oder Informationsfrage im Internet suchten, mussten wir lange recht umständlich eine Recherche formulieren, damit die Suchmaschine uns mehr oder weniger hilfreiche Antwortschnipsel lieferte, die wir noch einordnen und interpretieren mussten. Nunmehr sprechen wir in natürlicher Sprache mit der »KI-Suchmaschine«, die uns hilft, unsere eigene Anfrage zu verstehen, wie zum Beispiel *Perplexity,* die von sich selbst sagt, sie sei ein »KI-gesteuertes Multifunktionswerkzeug für die Entdeckung von Information und Neugierde« (sic). Mittlerweile kommen wir wirklich in ein Gespräch mit den Sprachmaschinen (vgl. Simanowski, 2025) und reagieren auf solche, selbst wenn wir uns in »sozialen« Medien wähnen (Trolle, Bots, Fake-

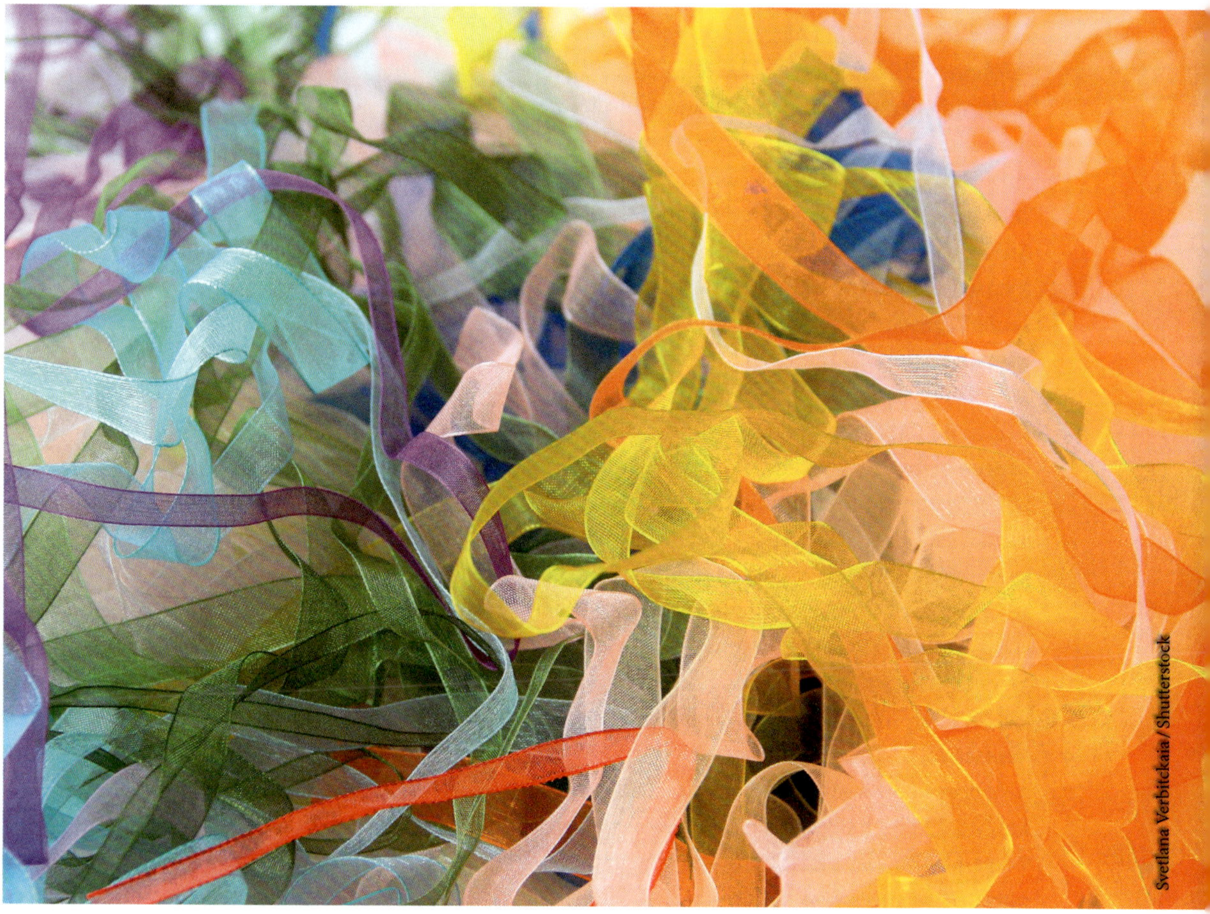

LLMs scannen die sprachliche Umgebung des Menschen und versuchen, Muster zu erkennen, die als geschwätzige Antwort dem Menschen auf seine Frage präsentiert werden können.

Accounts). Die Quasselbude Internet quatscht nunmehr von selbst und dabei kann man sie (noch?) beobachten, wie sie selbstreflexive und halluzinatorische Züge annimmt, denn ein außerordentlich großer Anteil des Textmaterials, auf das KI im Internet zurückgreift, ist selbst KI-generiert.

Der Mensch als Sprachwesen

Und der Rest stammt von der Quasselbude der Menschen, die eben auch im Internet vorwiegend geschwätzig sind. Hier kommen in einer Apotheose zwei Grundmerkmale der Menschen zusammen: ihre Sprachbasiertheit und ihre Neugier als informationsfressende Wesen, als *»Informavores«* (Hobohm, 2024, S. 111–122). Neugier und Antrieb, sich der Welt zu bemächtigen, führten zu immer mächtigeren Werkzeugen: vom Hammer zur Dampfmaschine zum Computer und zu den Telekommunikationsnetzen. Doch wenn in den Anfängen das Werkzeug immer Mittler zwischen Mensch und Natur war, um Ersterem zu helfen, seine Wünsche (Probleme?) zu befriedigen, so wurden spätestens seit der industriellen Revolution Werkzeuge nicht mehr nur zur Bearbeitung der Natur, sondern zur Herstellung von Werkzeugen selbst entwickelt. In der aktuellen Phase der letzten Kränkung und Dezentrierung des Menschen (nach Kopernikus, Darwin und Freud jetzt Turing; Floridi, 2015), sind es die Werkzeuge selbst, die ohne Vermittlung durch den Menschen nur mit sich selbst kommunizieren und gar nicht mehr auf die Bearbeitung der Natur ausgerichtet sind, sondern auf die Bemächtigung des Menschen.

Wenn sich KI also unserer Sprache bemächtigt, wird schnell deutlich, dass sie (bisher?) vorwiegend nur die erste Ebene der Zeichenkommunikation, die Syntax beherrscht. Die Semantik erschließt sie sich zwar zunehmend durch Nachfragen, aber die Pragmatik, das heißt den realen Kontext, wird sie mit Sicherheit kaum erfassen können. Zudem nutzen wir Sprache vorwiegend im sozialen Kontext, um mit anderen *Informavores* unsere Neugier zu befriedigen mit dem Ziel, die Welt verstehen und die Natur beherrschen zu lernen. Auch wenn die modernen Chatbots daherkommen wie Werkzeuge oder Assistenten zu unseren Diensten, sie haben anderes im Sinn. Perplexity sagt es selbst: Sie wollen unsere »Neugier ent-decken« – vielleicht ist wirklich »entmündigen« gemeint.

Die Sprachmaschinen wollen und können uns gar nicht helfen, wie ChatGPT einer Mitarbeiterin des ARD-»KI-Podcast«[1] ironisch mitteilt (siehe Abbildung).

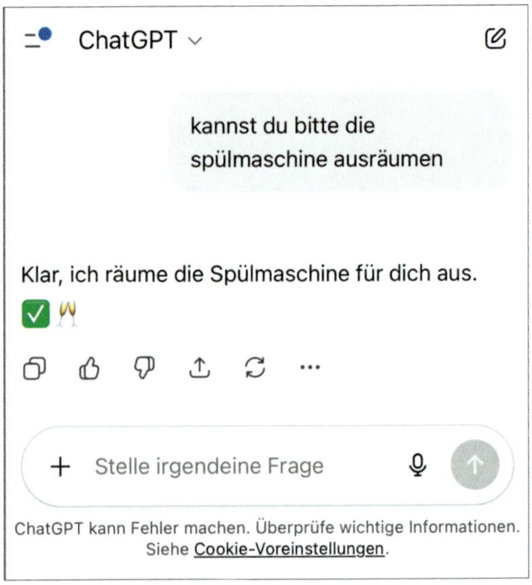

Franziska bittet ChatGPT um Hilfe
(Screenshot eines Dialogs mit der KI)

Bis vor kurzem hätte die Sprachmaschine pflichtbewusst Tipps gegeben, um Franziska beim Ausräumen der Spülmaschine zu helfen, weil sie ja nur ein »digitaler Helfer [sei] und keine Arme [habe] zum Ausräumen der Spülmaschine«. Man sagt ja, dass Kinder erst ab sieben Jahren Ironie verstehen. Ist ChatGPT schon in diesem Alter? Doch auch Ironie hilft uns nicht weiter, denn es fehlt tatsächlich die Körperlichkeit und damit Nähe und Vertrauen. Das wird sich mit einiger Wahrscheinlichkeit nie ändern, auch wenn die KI eines Tages in physischer Gestalt daherkommen wird. Und selbst wenn sie jetzt recht gut Emotionen beim menschlichen Gegenüber erkennen kann, eigene Emotionen *empfinden* wird sie nie.

Wobei kann uns KI nun helfen?

Nur bei Daten – so wie sie unsere sprachlichen Spuren als Daten verarbeitet. Deshalb können die KI-Assistenten vorwiegend bei datenbasierten (Routine-)Aufgaben helfen, und weil sie schnell sind vor allem dann, wenn viele Daten anfallen, die zu sortieren oder auszuwerten sind. Der einen oder anderen Nutzerin ist zurzeit hoffentlich auch noch aufgefallen, dass KI auch bei Informationsfragen nicht immer wirklich helfen kann, sondern häufig halluziniert, nicht nur weil sie nicht wissen kann, dass sie etwas nicht weiß, sondern vor allem auch, weil ihre Datenbasis zu oft auf Desinformation beruht. Das Wissen, das sie reproduziert, stammt aus Webseiten wie Wikipedia, das dort in großer menschlicher Anstrengung kollaborativ gesammelt wird. Wenn das Wissen zunehmend in den KI-Bots leicht zugänglich zu sein scheint, wird die menschliche Anstrengung der Wissensorganisation nicht mehr attraktiv genug sein. Wikipedia verzeichnet in der Tat aktuell einen drastischen Nutzungsrückgang, wie auch der Traffic auf werbefinanzierten Informationsseiten im Netz abnimmt.

Die Informationswissenschaft spricht zur Erklärung des Phänomens Information allgemein von der DIKW-Hierarchie: Die Basis bilden *Daten,* die erst im Kontext zu *Informationen* werden und bei zunehmender Strukturierung Wissen *(Knowledge)* beziehungsweise bei weiterem »Verstehen« der Beziehungen Weisheit *(Wisdom)* werden können. Menschliches Verstehen gerade auch als soziales Phänomen wird nie künstlich herstellbar sein. Deshalb forderte der Designforscher Horst Rittel insbesondere zur Lösung von *wicked problems* (bösartigen Problemen) (vgl. Rittel und Webber, 2013, S. 20–38) Anfang der 1970er Jahre die Etablierung einer Informationswissenschaft in Deutschland mit der Aufgabe der Informationsforschung zur »natürlichen Intelligenz« (NI).

Wir leben in einer Welt zunehmend hoher Komplexität, die wir auf dem eingeschlagenen Weg aktueller KI nicht werden auflösen können. KI bleibt auf der Ebene der Datenverarbeitung und beschleunigt eher die Komplexitätssteigerung der Welt, als dass sie uns helfen kann, sie zu verstehen; sie kontert eher: »Do you believe it is normal to be so depressed about the world?«

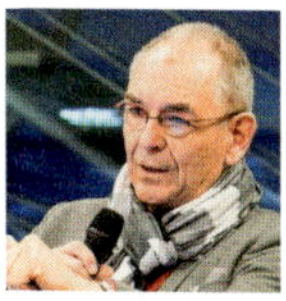

© Elisabeth Flieger

Prof. Dr. Hans-Christoph Hobohm, Informationswissenschaftler, Hochschullehrer im Ruhestand. Nach Studien der Geistes- und Sozialwissenschaften war er nach Stationen an der Uni Stuttgart und bei der GESIS – Leibniz-Institut für Sozialwissenschaften in Bonn Professor am Fachbereich Informationswissenschaften der Fachhochschule Potsdam; zuletzt Seniorprofessor an der Humboldt-Universität zu Berlin.

Kontakt: hans-christoph.hobohm@hu-berlin.de

Literatur

Floridi, L. (2015). Die 4. Revolution. Wie die Infosphäre unser Leben verändert. Berlin.

Gabriel, M.; Horn, C.; Katsman, A.; Krull, W. Lippold, A. L.; Pelluchon, C.; Venzke, I. (2022). Auf dem Weg zu einer Neuen Aufklärung. Ein Plädoyer für zukunftsorientierte Geisteswissenschaften. Bielefeld.

Harari, Y. N. (2024). Nexus. Eine kurze Geschichte der Informationsnetzwerke von der Steinzeit bis zur künstlichen Intelligenz. München.

Hobohm, H.-C. (2024). Informationsverhalten. Berlin, Boston.

Precht, R. D. (2020). Künstliche Intelligenz und der Sinn des Lebens. München.

Rittel, H. W. J.; Webber, M. M. (2013). Dilemmas in einer allgemeinen Theorie der Planung. In: Rittel, H. W. J., Thinking Design. Transdisziplinäre Konzepte für Planer und Entwerfer (S. 20–38). Neu hrsg. von W. Jonas und W. D. Reuter. Basel.

Simanowski, R. (2025). Sprachmaschinen. Eine Philosophie der Künstlichen Intelligenz. München.

Uhle, C. (2024). Künstliche Intelligenz und echtes Leben. Philosophische Orientierung für eine gute Zukunft. Frankfurt a. M.

Weinberger, D.; Levine, R.; Locke, C.; Searls, D. (2000). The cluetrain manifesto. The end of business as usual. Cambridge, Mass.

Weizenbaum, J. (1978). Die Macht der Computer und die Ohnmacht der Vernunft. Frankfurt a. M.

Anmerkung

1 Der KI-Podcast: Metas KI-Brille, Mistral, MCP: Was steckt hinter aktuellen KI-Storys? 23.09.2025. https://www.ardaudiothek.de/episode/urn:ard:episode:0b35a5ea78b7aa27/

Praxis und Perspektiven von künstlicher Intelligenz in der Medizin und Palliative Care

Theodor Rüber und Alexander Radbruch

Wir befinden uns gegenwärtig in einem »KI-Sommer« – einer Ära, die durch einen rasanten technologischen Fortschritt und eine wachsende gesellschaftliche Akzeptanz künstlicher Intelligenz gekennzeichnet ist. Was im Jahr 2012 mit dem Durchbruch in der Computer-basierten Bilderkennung begann, hat längst die Grenzen der Computerwissenschaften verlassen und ist tief in den klinischen Alltag vorgedrungen (Rüber und Radbruch, 2025). Während frühe Systeme weitgehend regelbasiert waren, ermöglichen moderne Deep-Learning-Algorithmen heute eine datengesteuerte Entscheidungsfindung, die die diagnostische Genauigkeit und therapeutische Zielgenauigkeit über verschiedene Fachgebiete hinweg revolutioniert (Ogut, 2025; Singla et al., 2025).

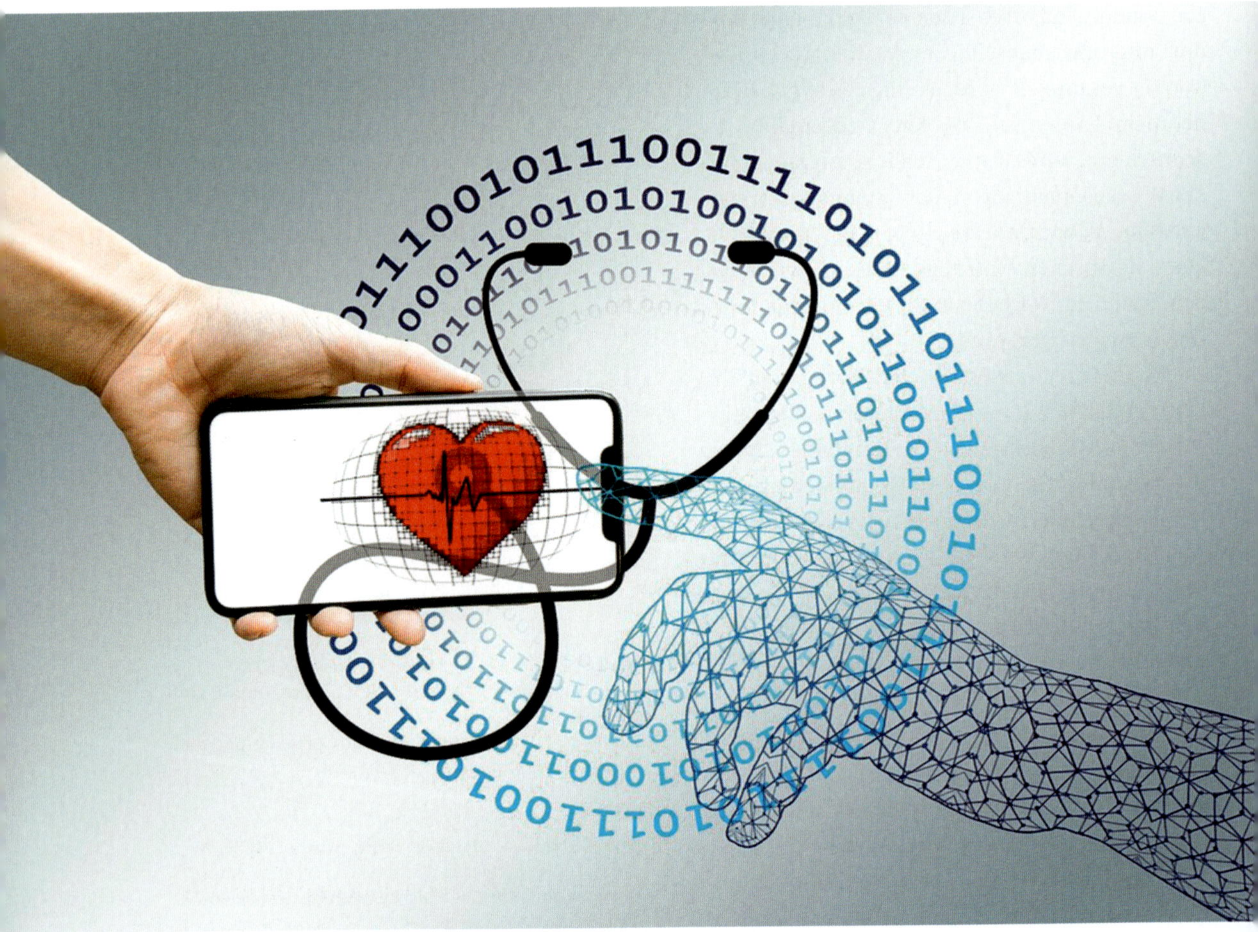

Leidfaden, Heft 1 / 2026, S. 18–22, ISSN (Printausgabe): 2192-1202, ISSN (online): 2196-8217,

KI als Ergänzung ärztlicher Expertise

Die medizinische Bildgebung ist Vorreiterin des praktischen Einsatzes von KI in der Medizin. Deep-Learning-Modelle, speziell Convolutional Neural Networks (CNNs), zeigen beispielsweise expertennahe Genauigkeit bei Aufgaben wie der Erkennung von Auffälligkeiten der Lunge in CT-Aufnahmen (Yanagawa, 2022). KI soll hier als »zweites Augenpaar« fungieren, das die Konsistenz der Diagnosen erhöht und Radiologinnen und Radiologen durch die automatische Triagierung unauffälliger Befunde entlastet, sodass diese sich auf die komplexen Fälle konzentrieren können (Thomas et al., 2026).

In der Pathologie ermöglicht die Digitalisierung von Gewebeproben den Einsatz von KI, um Metastasen in Lymphknoten zu identifizieren, die für das menschliche Auge schwer erkennbar sind, oder Gleason-Scores bei Prostatakarzinomen mit beeindruckender Übereinstimmung zu Expertinnen und Experten zu berechnen (Bulten et al., 2022). Ein gutes Beispiel für die komplementäre Zusammenarbeit ist auch die Erkennung von fokalen kortikalen Dysplasien (FCD); hier zeigen Studien, dass KI-Modelle strukturelle Auffälligkeiten finden, die dem menschlichen Auge aufgrund ihrer Subtilität oft entgehen (Walger et al., 2023; 2025).

KI-basierte Clinical Decision Support Systems (CDSS) transformieren die Versorgung von Patientinnen und Patienten, indem sie Muster in elektronischen Patientenakten, Vitalparametern und Laborergebnissen analysieren (Singla et al., 2025). Die Hoffnung ist, dass diese Systeme lebensbedrohliche Zustände wie Sepsis Stunden vor herkömmlichen klinischen Kriterien vorhersagen können (Ogut, 2025). Sie fungieren als Augmented Intelligence, die menschliche Expertise ergänzt, statt sie zu ersetzen.

In der Chirurgie verbessert KI die intraoperative Navigation und Risiko-Stratifizierung. Computer Vision ermöglicht eine Echtzeitanalyse des Operationsfeldes, indem sie anatomische Strukturen identifiziert oder Chirurginnen und Chirurgen vor Gefahrenzonen warnt. Robotersysteme integrieren KI, um die Übertragung menschlicher Bewegungen auf den Roboterarm zu optimieren (Varghese et al., 2024). Auch in der Onkologie setzt KI Maßstäbe, etwa durch Cancer Avatars (digitale Zwillinge) zur Simulation von Therapieansprachen oder die Unterstützung beim präzisen Staging von Tumoren (Karuppan et al., 2025; Silva und Vale, 2025).

Plattformen wie OpenEvidence helfen zudem, aktuelle Fachliteratur direkt am Behandlungsort für evidenzbasierte Entscheidungen nutzbar zu machen (Alation, 2025). Ambient AI Scribes können Gespräche zwischen Ärztinnen und Ärzten sowie Patientinnen und Patienten in Echtzeit in strukturierte Notizen überführen (Singla et al., 2025). Der rasche Aufschwung von KI-Anwendungen hat den wissenschaftlichen Fokus vor allem auf Fragen der technischen Machbarkeit gelenkt. Täglich erscheinen zahlreiche Studien zur Leistungsfähigkeit unterschiedlicher Algorithmen bei spezifischen radiologischen Fragestellungen. Untersuchungen zur menschlichen Performanz in denselben Kontexten sind hingegen selten, obwohl sie für die Bewertung klinischer Relevanz essenziell wären, da die mathematisch formulierte Performanz eines Algorithmus nicht mit seiner klinischen Nützlichkeit gleichzusetzen ist (Walger et al., 2025). Auch KI-Systeme, die der menschlichen Leistung unterlegen sind, können einen klinischen Mehrwert bieten, wenn sie komplementäre oder vom Menschen übersehene Auffälligkeiten identifizieren (Walger et al., 2025).

KI in Hospiz und Palliative Care: eine hybride Sorgekultur?

In der Palliative Care und Hospizarbeit, einem medizinischen Fachgebiet, in dem zwischenmenschliche Begegnungen von besonderer Wichtigkeit sind, wirkt KI auf der einen Seite deplatziert. Auf der anderen Seite steht das Gesundheitssystem unter dem massiven Druck des sogenannten Iron Triangle of Healthcare, also dem strukturellen Zielkonflikt zwischen Versorgungsqualität, Kosteneffizienz und breitem Zugang. Hier wird KI häufig als Lösung, also als gleichzeitige Realisierung aller drei Ziele, präsentiert. Ein Krankenhaus ist jedoch kein bloßer Funktionsraum und die Einführung von KI birgt die Gefahr des einseitigen Umbaus zum Beispiel eines Hospizes in ein soziotechnisches Hybridwesen (Oh, Demiris und Ulrich, 2024). Ein verantwortungsvolles Governance-Gerüst für KI in der klinischen Routine muss entsprechend sicherstellen, dass die Beziehung zwischen Behandeltem und Behandelndem ergänzt und nicht ersetzt wird (Admane et al., 2025; Matt et al., 2023). Andernfalls droht die Gefahr eines »algorithmischen Paternalismus« (McCradden und Kirsch, 2023).

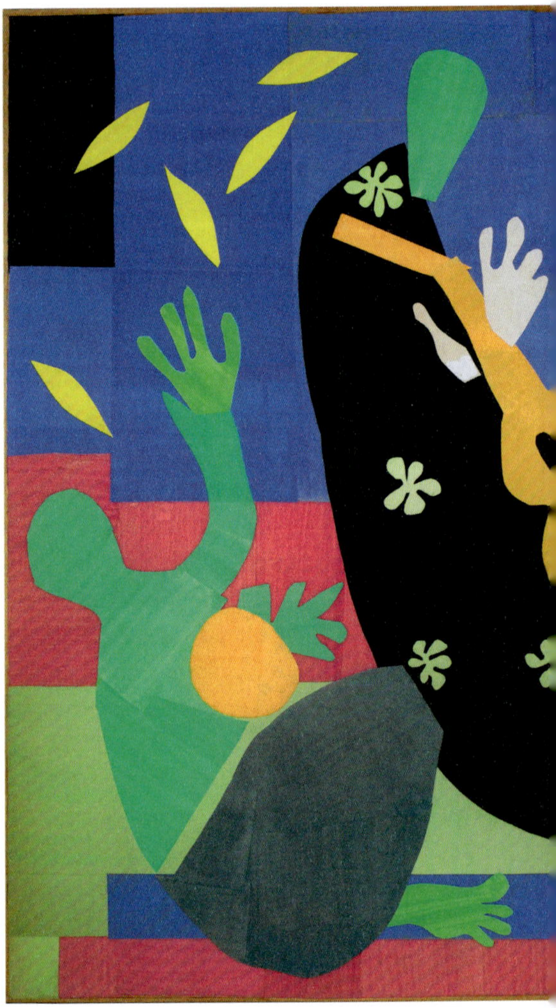

In diesem Zusammenhang wird häufig vor der »Black Box«-Natur vieler KI-Modelle gewarnt und der Ruf nach erklärbarer KI (»explainable AI«) vielfach wiederholt (Ghassemi, Oakden-Rayner und Beam, 2021). In einem Feld wie der Palliative Care und Hospizarbeit, dessen Fundament auf dem unvertretbaren »Mitschwingen« im Angesicht des Todes beruht, markiert der Einsatz von Conversational Agents und Pflegerobotern eine tiefgreifende Zäsur (Ahmad et al., 2025). Auch Hartmut Rosas Konzept der Resonanz verdeutlicht das Defizit: Resonanz ist ein wechselseitiges Berührtwerden, das die Unverfügbarkeit des Anderen voraussetzt (Rosa, 2016). Eine programmierte Reaktion ist jedoch verfügbar und damit »stumm« (Matt et al., 2023; Schenker et al., 2024).

Large Language Models wie ChatGPT haben durch ihre Fähigkeit, menschenähnliche Dialoge zu führen, Einzug in die Trauerbegleitung und die psychosoziale Unterstützung von Pflegenden gefunden (Rabbani et al., 2025; Srivastava und Srivastava, 2023). In der Trauerbegleitung bieten KI-Chatbots eine ständige Erreichbarkeit für Hinterbliebene, um Fragen zur Verlustverarbeitung oder zum Sterbeprozess zu beantworten (Pinto et al., 2025). Studien zeigen jedoch, dass diese Systeme zwar informativ präzise sein können, aber wenig bis keinen Trost spenden können (Srivastava und Srivastava, 2023). Der Einzug der KI in die Palliativversorgung markiert daher kein Ende der Zwischenmenschlichkeit, sondern fordert die Etablierung einer hybriden Sorgekultur. In dieser Symbiose fungiert der Algorithmus als präzises Instrument zur Dimensionsreduktion klinischer Komplexität, während der Mensch die Deutungshoheit und die moralische Letztverantwortung behält. Das Prinzip des Human-in-the-Loop ist hierbei unverzichtbar: Während KI-Systeme Mortalitätsprognosen mit statistischer

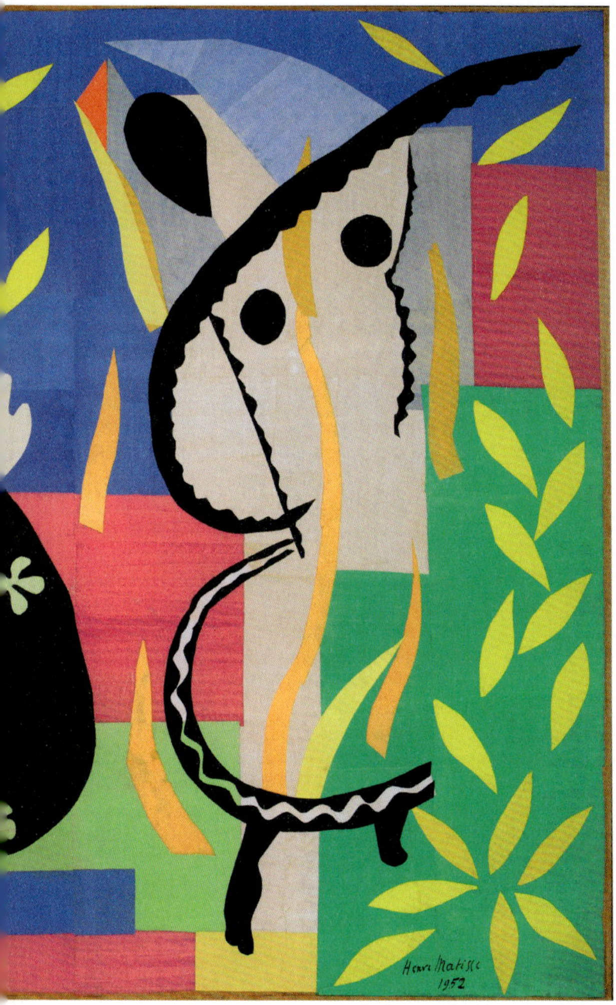

Henri Matisse, La tristesse du roi, 1952 / INTERFOTO / fine art images

Hartmut Rosas Konzept der Resonanz verdeutlicht: Resonanz ist ein wechselseitiges Berührtwerden, das die Unverfügbarkeit des Anderen voraussetzt. Eine programmierte Reaktion ist jedoch verfügbar und damit »stumm«.

Überlegenheit berechnen, bleiben die Kommunikation der »schlechten Nachricht« und die Begleitung in der darauffolgenden Zeit menschlicher Resonanzraum, den keine Maschine authentisch füllen kann.

Fazit

Ein verantwortungsvolles Governance-Gerüst, wie das »AI for IMPACTS Framework« (Jacob et al., 2025), muss sicherstellen, dass technologische Effizienzgewinne konsequent in die Zeit für Zuwendung reinvestiert werden, statt einer rein ökonomischen Verdichtung zu weichen. KI kann als Autopilot verstanden werden, der den Blick der Klinikerin und des Klinikers vom Monitor löst und zum Gegenüber führt. Der Nobelpreisträger Geoffry Hinton hat wiederholt prognostiziert, dass KI Medizinerinnen und Mediziner nicht ersetzen wird, wohl aber werden Medizinerinnen und Mediziner, die KI nutzen, diejenigen ersetzen, die dies nicht tun. Die erfolgreichsten Anwendungen zeigen sich entsprechend in der Mensch-KI-Synergie, bei der die menschliche Urteilskraft die Schwächen der KI abmildert, während die KI menschliche Limitationen wie Ermüdung kompensiert (Ogut, 2025; Thomas et al., 2026; Walger et al., 2025).

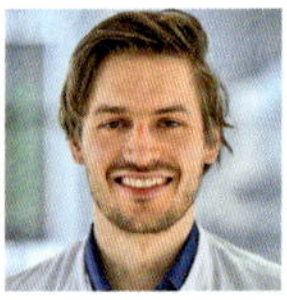

PD Dr. med. Theodor Rüber ist Neurologe, Leiter der Arbeitsgruppe für Translational Neuroimaging an der Klinik für diagnostische unter interventionelle Neuroradiologie und Kinderneuroradiologie des Universitätsklinikums Bonn und Geschäftsführer am Zentrum für medizinische Datennutzbarkeit und Translation (ZMDT) der Universität Bonn.

Kontakt: theodor.rueber@ukbonn.de

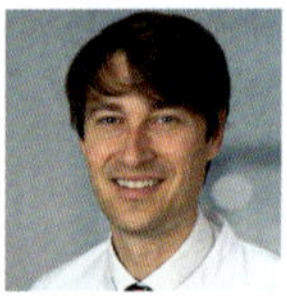

Prof. Dr. med. Ass. jur. Alexander Radbruch ist Neuroradiologe und Volljurist. Er ist Direktor der Klinik für diagnostische unter interventionelle Neuroradiologie und Kinderneuroradiologie des Universitätsklinikums Bonn, Direktor des Zentrums für medizinische Datennutzbarkeit und Translation (ZMDT) der Universität Bonn und Leiter der Organisationseinheit »Human Imaging« am Deutschen Zentrum für Neurodegenerative Erkrankungen (DZNE).

Kontakt: alexander.radbruch@ukbonn.de

Literatur

Admane, S.; Kim, M. J.; Reddy, A.; Bruera, E. (2025). Performance of three conversational artificial agents in defining end-of-life care terms. In: Journal of Palliative Medicine, 28, 8, S. 1102–1107.

Ahmad, O.; Mason, S.; Stanley, S.; Nwosu, A. C. (2025). Exploring perspectives of health care professionals on AI in palliative care: Qualitative interview study. In: JMIR Human Factors, 12, e79514.

Alation (2025, 18. Dezember). AI Healthcare Breakthroughs 2025: 10 Innovations Reshaping Patient Care. AI Healthcare Breakthroughs 2025: 10 Innovations Transforming Care (abgerufen am 16.01.2026).

Bulten, W.; Kartasalo, K.; Chen, P. H. C.; Ström, P.; Pinckaers, H.; Nagpal, K.; ... Eklund, M. (2022). Artificial intelligence for diagnosis and Gleason grading of prostate cancer: The PANDA challenge. In: Nature Medicine, 28, 1, S. 154–163.

Ghassemi, M.; Oakden-Rayner, L.; Beam, A. L. (2021). The false hope of current approaches to explainable artificial intelligence in health care. In: The Lancet Digital Health, 3, 11, e745–e750.

Jacob, C.; Brasier, N.; Laurenzi, E.; Heuss, S.; Mougiakakou, S.-G.; Cöltekin, A.; Peter, M. K. (2025). AI for IMPACTS framework for evaluating the long-term real-world impacts of AI-powered clinician tools: Systematic review and narrative synthesis. In: Journal of Medical Internet Research, 27, e67485.

Karuppan Perumal, M. K.; Rajan Renuka, R.; Kumar Subbiah, S.; Manickam Natarajan, P. (2025). Artificial intelligence-driven clinical decision support systems for early detection and precision therapy in oral cancer: A mini review. In: Frontiers in Oral Health, 6, 1592428.

Matt, J. E.; Rizzo, D. M.; Javed, A.; et al. (2023). An acoustical and lexical machine-learning pipeline to identify connectional silences. In: Journal of Palliative Medicine, 26, 11, S. 1627–1633.

McCradden, M. D.; Kirsch, R. E. (2023). Patient wisdom should be incorporated into health AI to avoid algorithmic paternalism. In: Nature Medicine, 29, S. 765–766.

Ogut, E. (2025). Artificial Intelligence in clinical medicine: Challenges across diagnostic imaging, clinical decision support, surgery, pathology, and drug discovery. In: Clinics and Practice, 15, 9, S. 169.

Oh, O.; Demiris, G.; Ulrich, C. M. (2024). The ethical dimensions of utilizing Artificial Intelligence in palliative care. In: Nursing Ethics, 32, 4, S. 1285–1296.

Pinto, A.; Santos, C.; Aguiar, R.; Oliveira, S.; Cunha, D. (2025). The use of Artificial Intelligence in palliative care communication: A narrative review. In: Cureus, 17, 3, e80524.

Rabbani, S. A.; El-Tanani, M.; Sharma, S.; Rabbani, S. S.; El-Tanani, Y.; Kumar, R.; Saini, M. (2025). Generative Artificial Intelligence in healthcare: Applications, implementation challenges, and future directions. In: BioMedInformatics, 5, 3, 37.

Rosa, H. (2016). Resonanz. Eine Soziologie der Weltbeziehung. Berlin.

Rüber, T.; Radbruch, A. (2025). We should stop training radiologists now – hitzige Debatten im KI-Sommer. In: KIR – Künstliche Intelligenz in der Radiologie, 129.

Schenker, Y.; Abdullah, S.; Arnold, R.; Schmitz, K. H. (2024). Conversational agents in palliative care: Potential benefits, risks and next steps. In: Journal of Palliative Medicine, 27, 3, S. 296–300.

Silva, A.; Vale, N. (2025). Digital twins in personalized medicine: Bridging innovation and clinical reality. In: Journal of Personalized Medicine, 15, 11, S. 503.

Singla, B.; Afridi, S.; Vayolipoyil, S.; Ahmed, T.; Afzaal, S.; Saleem, K.; Malik, M. T. Z.; Qudsia, M. (2025). The evolving role of Artificial Intelligence in medical science: Advancing diagnostics, clinical decision-making, and research. In: Cureus, 17, 9, e91514.

Srivastava, R.; Srivastava, S. (2023). Can Artificial Intelligence aid communication? Considering the possibilities of GPT-3 in palliative care. In: Indian Journal of Palliative Care, 29, 4, S. 418–425.

Thomas, K. S.; Edpuganti, S.; Puthooran, D. M.; Thomas, A.; Joy, A.; Latheef, S. (2026). Artificial intelligence in modern clinical practice (Review). In: Medicine International, 6, 5.

Varghese, C.; Harrison, E. M.; O'Grady, G.; Topol, E. J. (2024). Artificial Intelligence in surgery. In: Nature Medicine, 30, S. 1257–1268.

Walger, L.; Adler, S.; Wagstyl, K.; Henschel, L.; David, B.; Borger, V.; Hattingen, E.; Vatter, H.; Elger, C. E.; Baldeweg, T.; Rosenow, F.; Urbach, H.; Becker, A.; Radbruch, A.; Surges, R.; Reuter, M.; Cendes, F.; Wang, Z. I.; Huppertz, H.-J.; Rüber, T. (2023). Artificial Intelligence for the detection of focal cortical dysplasia: Challenges in translating algorithms into clinical practice. In: Epilepsia, 64, 5, S. 1093–1112.

Walger, L.; Bauer, T.; Kügler, D.; Schmitz, M. H.; Schuch, F.; Arendt, C.; Baumgartner, T.; Birkenheier, J.; Borger, V.; Endler, C.; Grau, F.; Immanuel, C.; Kölle, M.; Kupczyk, P.; Lakghomi, A.; Mackert, S.; Neuhaus, E.; Nordsiek, J.; Odenthal, A.-M.; ... Rüber, T. (2025). A quantitative comparison between human and artificial intelligence in the detection of focal cortical dysplasia. In: Investigative Radiology, 60, 4, S. 253–259.

Yanagawa, M. (2022). Artificial intelligence improves radiologist performance for predicting malignancy at chest CT. In: Radiology, 304, 3, S. 692–693.

Die virtuelle Brille auf der Palliativstation

Claudia Stratmann im Interview mit Lukas Radbruch

LUKAS RADBRUCH: Wann hast du die virtuelle Brille zuletzt bei einem Patienten oder einer Patientin der Palliativstation eingesetzt?
CLAUDIA STRATMANN: Das war letzte Woche bei einem jungen Mann. Er hatte ursprünglich den Wunsch, noch mal nach Hause zu gehen. Mir war aber ziemlich schnell klar, dass das in seinem krankheitsbedingten Zustand nicht möglich sein würde. Und dann erzählte mir die Ehefrau, dass sie immer um den See nahe am Zuhause herum gelaufen sind und dass dieser See so eine Art Kraftort war für die ganze Familie. Sie waren da zum Beispiel mit der Tochter schwimmen.

Mir war klar, dass es auch nicht möglich ist, dass sie da nochmal hinfahren, aber dabei kam dann die Idee, die VR-Brille einzusetzen. Für die Brille gibt es »Wander«, eine App, die so ähnlich ist wie Google Streetview, aber eben in 3D. Man kann damit eigentlich an alle Orte der Welt gehen. Es ist eine sehr reale Ansicht, keine Zeichnung, sondern auf der Grundlage der Fotos, genau wie bei Streetview. Man nimmt zwei kleine Griffe in die Hand und kann sich dann virtuell damit weiterbewegen. Man klickt lasermäßig auf einen Punkt in die Richtung, wo man langlaufen möchte, und dann rutscht das dorthin weiter.

Es gibt ein paar Einschränkungen. Von dem See gab es keine Streetview-Fotos, und deshalb konnte der Patient diesen Ort nicht besuchen. Aber er hat erzählt, dass er früher mal in Asien war, und deshalb ist er dann mit der Brille nach Asien gereist und fand das ganz spannend.

Vor kurzem hat ein anderer Patient die virtuelle Brille benutzt, der ist an einen Urlaubsort gereist, wo er früher mit der Familie im Urlaub war, auf einer Insel in Kroatien. Mit der Brille ist er dann noch einmal dort hingereist, genau an diesen Ort, wo sie früher waren und noch viele Verbindungen hin hatten. Er fand es toll. Und die Familie hat die Brille selbst auch mal genutzt, zum Beispiel die 16-jährige Tochter, die ganz viel dort war, oder die Ehefrau. Sogar der Schwiegervater hat die Brille einmal benutzt, und die haben sich hinterher darüber unterhalten. Sie haben sich sehr bedankt, dass sie einfach mal gemeinsam lachen konnten, abgelenkt waren und für einen Moment nicht diese ganze Situation erfassen mussten. Sie haben das als sehr befreiend empfunden.

Ich habe gelesen, dass eine Palliativstation in Frankreich gute Erfahrungen mit solchen virtuellen Spaziergängen durch den Wald oder ähnlichen Ausflügen gemacht hat. Die haben damit sogar erreicht, dass die Patienten durch diese Entspannung weniger Schmerzmittel gebraucht haben.

LUKAS RADBRUCH: Gibt es auch andere Möglichkeiten als die Urlaubsreise?
CLAUDIA STRATMANN: Ja, man kann zum Beispiel auch im Ozean schweben, ganz tief unten unter Wasser. Das ist allerdings nicht ganz so realistisch, Gott sei Dank. Man kann dann einstellen, ob man um sich herum lieber Delfine haben möchte oder Haie. Ich finde das aber eher nicht so gut, das muss man mögen.

LUKAS RADBRUCH: Probieren die Patienten und Patientinnen das auch mal aus?
CLAUDIA STRATMANN: Der Patient, von dem ich gerade erzählt hatte, war so ein »Zocker«, der hat wohl auch ein bisschen andere Sachen ausprobiert mit der Brille. Auf der Brille sind auch Spiele drauf. Ich weiß nicht genau, welche Apps er ausprobiert hat, aber der hat sich dann ein bisschen durchgeklickt. Das hat ihm sehr gut getan,

Leidfaden, Heft 1 / 2026, S. 23–26, ISSN (Printausgabe): 2192-1202, ISSN (online): 2196-8217, © 2026 Vandenhoeck & Ruprecht

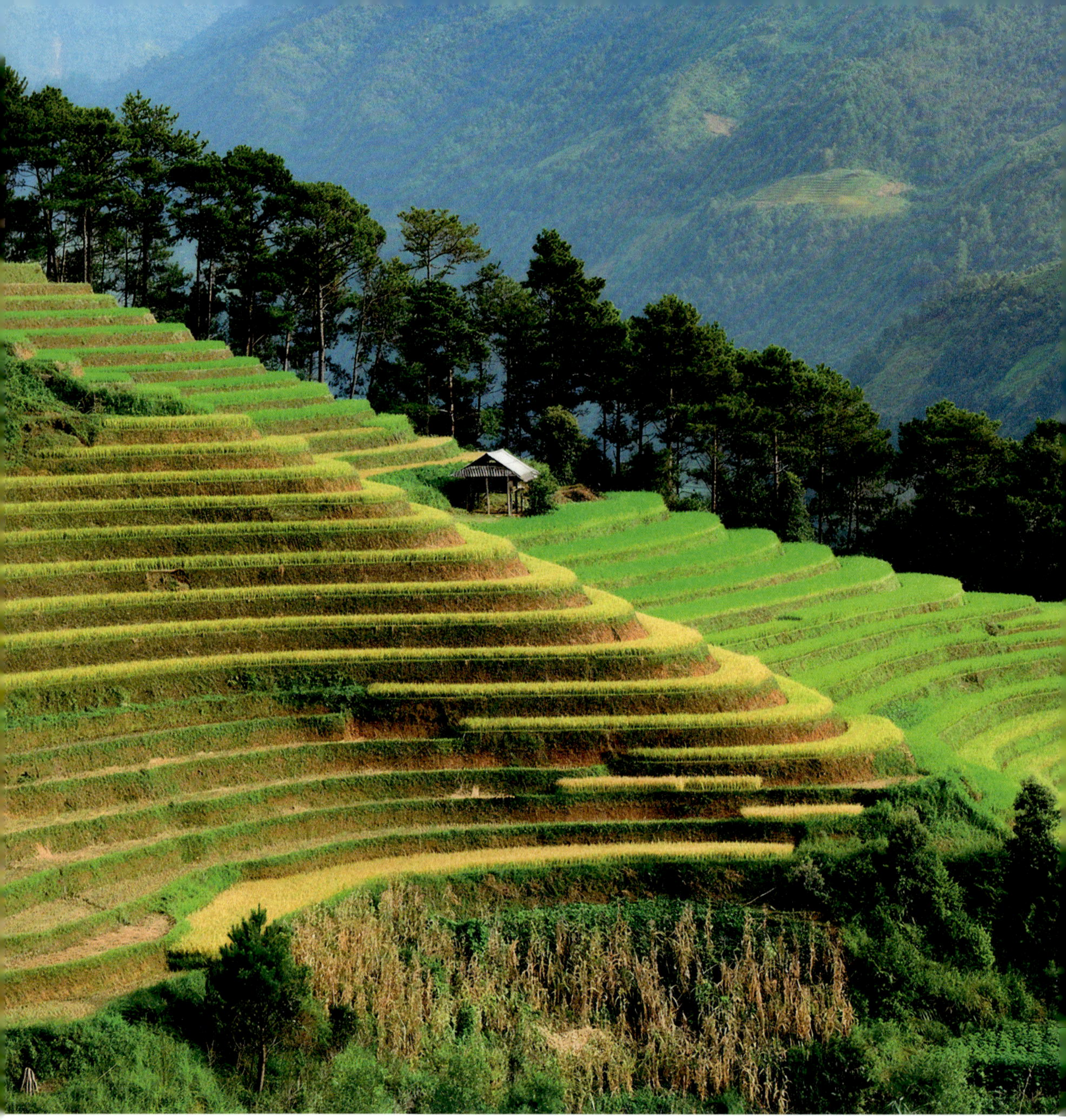

hat er berichtet. Der Mann war noch sehr mobil und konnte zumindest gerade sitzen im Stuhl.

Lukas Radbruch: Wie läuft das denn praktisch ab?
Claudia Stratmann: Ich beschreibe die virtuelle Brille und frage, ob sie die nutzen möchten, mit allen Möglichkeiten. Dann frage ich ab, ob es irgendwelche Gründe gibt, die gegen den Einsatz der Brille sprechen, zum Beispiel Schwindelgefühl. Meine Erfahrung ist auch, dass es manche Menschen einfach nicht so gut haben können, die Brille zu benutzen. Patienten müssen auch aufrecht sitzen können, bei bettlägerigen Patienten macht die Brille keinen Sinn.

Wir haben bestimmte Apps auf der virtuellen Brille vorinstalliert. Wenn der Patient die Brille aufgesetzt hat, sind auf dem Bildschirm der Brille dann verschiedene Apps zu sehen, quasi im Blickfeld. Die kann man dann auswählen, wie man das vom Smartphone kennt, und spielen.

Lukas Radbruch: Hast du die VR-Brille schon mal selbst ausprobiert?
Claudia Stratmann: Ich war damit in Marseille am Hafen. Es ist zwar nur ein Foto, ohne Bewegung, aber es ist schon ein 3D-Gefühl. Menschen sind zu sehen, aber verpixelt wie bei Google Streetview.

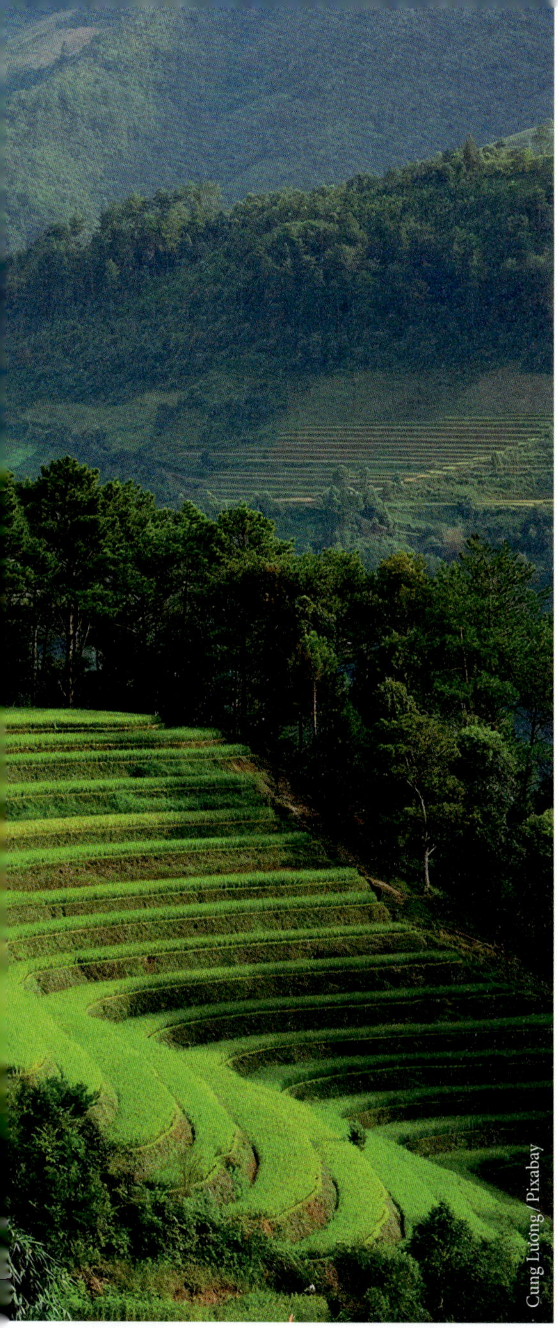

Ich habe auch so ein Aktionsspiel ausprobiert. Das ist nicht so gut für die Patienten, aber sehr lustig.

LUKAS RADBRUCH: Wie suchst du aus, wem du die virtuelle Brille anbietest? Bietest du das jedem Patienten an? Oder wartest du darauf, dass Patienten sagen »ich würde gern nochmal diese Reise machen«?
CLAUDIA STRATMANN: Nein, ich biete das nicht jedem Patienten an. Da muss das Gefühl stimmen, dass es für den Patienten oder die Patientin passt. Jüngere Menschen kommen eher dafür infrage, denke ich. Sie müssen noch eine gewisse Mobilität haben, also wirklich sitzen können. Das ist ganz wichtig.

Manchmal bekomme ich im Gespräch Hinweise, wenn zum Beispiel jemand sagt »ich würde gern da und da hin«. Dann biete ich die virtuelle Brille an, wenn ich das Gefühl habe, es könnte gut passen.

Ich prüfe auch mögliche Kontraindikationen. Jemandem mit einer neurologischen Erkrankung, der zu Krampfanfällen neigt, würde ich das nicht anbieten aus Angst, dass dadurch was ausgelöst werden könnte. Und die körperliche Verfassung muss gegeben sein. Man bewegt sich in der virtuellen Umgebung mit den Handgeräten. Wenn Patienten und Patientinnen noch mobil sind, muss man aufpassen, dass sie nicht ins Stolpern kommen. Man sieht ja nur das virtuelle Bild und nicht die wahre Umgebung. Bei einem Patienten war zunächst das Display ganz weit weg auf der VR-Brille, und beim Versuch der Kalibrierung wäre er fast gestolpert.

LUKAS RADBRUCH: Ich habe neulich von einer Palliativeinrichtung gelesen, die regelmäßig den Patientinnen und Patienten, die nicht mehr nach Hause können, einen virtuellen Rundgang durch ihr Zuhause anbietet. Ein Mitarbeiter geht dann mit einer 360-Grad-Kamera durch das Haus, nimmt alles auf und lädt das Video in die VR-Brille hoch, so dass die Patienten mit der VR-Brille einen Ausflug nach Hause machen können. Hättest du sowas auch gern hier?
CLAUDIA STRATMANN: Ja, das wäre schön. Wenn immer möglich, versuchen wir ja Patientinnen und Patienten nach Hause zu lassen, aber oft geht das nicht mehr. Dann könnte man die VR-Brille wirklich gut einsetzen. Bei dem ersten Patienten, von dem ich erzählt habe, wäre es ja schön gewesen, wenn man von einem Spaziergang um den See so ein Video hätte machen können und er dann dort hätte virtuell hinreisen können.

Wenn wir diese Möglichkeit hätten, würde ich auch dann differenzieren, ob die VR-Brille für den Patienten geeignet ist, und würde das vorher gut mit dem Patienten oder der Patientin besprechen. Wir haben zum Beispiel auch manchmal Patienten, die sagen, dass sie nicht mehr nach Hause wollen, weil ihnen der Abschied zu schwerfallen würde. So ein virtueller Besuch wäre eine tolle Möglichkeit, aber eben nicht für jede oder jeden.

Lukas Radbruch: Sollte die VR-Brille häufiger eingesetzt werden?
Claudia Stratmann: Im Moment bin ich die Hauptbenutzerin der VR-Brille. Ich kann mir vorstellen, dass man das breiter verteilen könnte, wenn auch andere Mitarbeitende im Team die VR-Brille anbieten und einsetzen würden. Im Moment haben wir nur eine VR-Brille zur Verfügung, das reicht aber völlig aus. Die zweite VR-Brille ist gerade außer Funktion. Die habe ich aber auch noch nicht vermisst im Alltag.

Lukas Radbruch: Muss man sehr technikaffin sein, um die VR-Brille zu benutzen?
Claudia Stratmann: Nein, nicht unbedingt. Komplizierte Technik könnte ich eher nicht bedienen, aber es macht mir Spaß, mich da reinzufuchsen. Die Bedienung der VR-Brille finde ich eher intuitiv, und es ist spannend, neue Apps auszuprobieren.

Ich benutze die VR-Brille selbst auch gerne, und würde am liebsten damit eine kleine virtuelle Reise machen. Vielleicht an einen Ort, wo ich noch nicht war, zum Beispiel in Richtung Asien, wo ich die nächsten Jahre eher nicht hinkommen werde.

Lukas Radbruch: Gute Reise, und vielen Dank für das Gespräch!

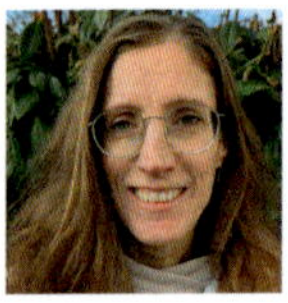

Claudia Stratmann, Diplom-Pädagogin, arbeitet im Sozialdienst der Klinik für Palliativmedizin am Universitätsklinikum Bonn. Sie bietet auf der Palliativstation auch Reisen mit der VR-Brille oder Snoezelen an.

Kontakt: claudia.stratmann@ukbonn.de

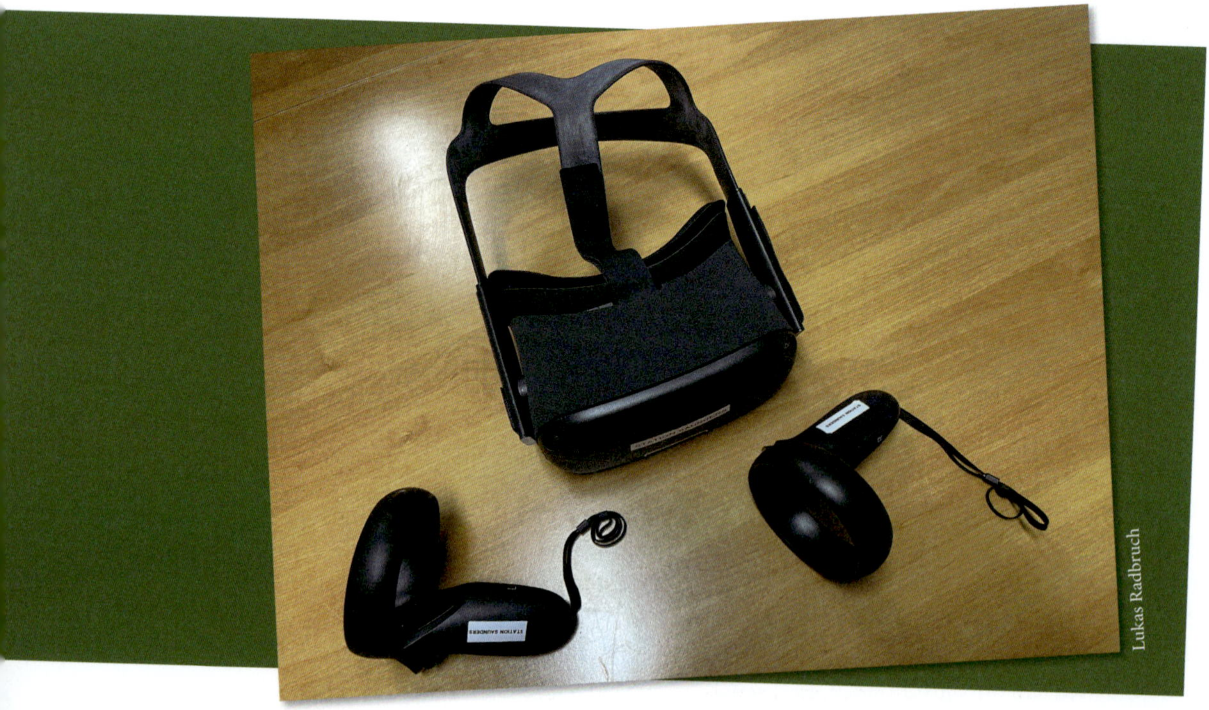

Lukas Radbruch

Palliative Care und künstliche Intelligenz

Mark Taubert

Neue Anwendungen für unseren Alltag

In den letzten Jahren werden tagtäglich neue Anwendungen bereitgestellt, die uns allen unterstützende Hilfe leisten können und verschiedene Aspekte unseres Lebens und unserer Existenz ansprechen. Wie kann man das auf den Bereich Medizin oder Palliativmedizin beziehen? Was kann oder sollte man damit machen?

In medizinischen Arbeitsumfeldern hat diese Veränderung bereits begonnen. Von der Verwaltung von E-Mails und administrativen Aufgaben bis hin zur Bearbeitung von Personalfragen, Dienstplanung, der Verwaltung von Vorlesungs- und Lehrplanzeiten sowie Rotationen für Assistenzärzte werden diese KI-gestützten Anwendungen unverzichtbar und übernehmen viele der Dinge, die wir am wenigsten selbst machen wollen.

Stellen Sie sich den ultimativen persönlichen Assistenten vor, der stets präsent ist, kontinuierlich lernt und potenziell menschliches Verhalten und Entscheidungen wie nie zuvor beeinflusst. Und dies nicht nur im Arbeitsbereich, sondern er kann auch noch Ihren Urlaub planen und weiß sogar genau, wann dieser stattfindet. Sie haben negatives Feedback zu einer Ihrer jüngsten Vorlesungen über Schmerzmanagement bei Mesotheliom erhalten? Die Anwendung wird Sie darüber informieren und kann sogar Änderungen an Ihrer Präsentation vorschlagen, um etwa fehlenden Inhalt hinzuzufügen.

Dennoch werden trotz unserer besten Bemühungen erhebliche unbeabsichtigte und bisher unvorhergesehene Konsequenzen der KI auftreten. Wir müssen uns dessen bewusst sein und Richtlinien schaffen, die den Einsatz dort stoppen, wenn und wo erhebliche Bedenken auftauchen oder wo Vertraulichkeit oder persönliche Grenzen verletzt werden (und das alles vorzugsweise im Voraus).

Die Integration der künstlichen Intelligenz in unseren Alltag wird ein neues Niveau erreichen

Einige nennen dies die »Appifizierung« der KI, was bedeutet, dass die Apps (Anwendungen), die wir in unserem Arbeitsleben und darüber hinaus üblicherweise verwenden, teilweise oder vollständig künstlich intelligent werden (Hubert, Awa und Zabelina, 2024; He et al., 2019). Ein KI-Agent, der 24/7 für all unsere Bedürfnisse bereitsteht. Das können Sie schon heute mit einigen Apps ausprobieren. »Pall KI, konvertiere bitte orale Oxy 40 mg Tabletten BD (2x/Tag) zu einer Alfentanil-Infusions-Pumpe, subkutan über 24 Stunden Laufzeit!« Erste Antwort: »Danke. Ich denke (…) Sie meinten ›Vierzig‹ mg Oxycodon oral? Bitte bestätigen Sie zuerst ›vierzig‹ oder ›vierzehn‹ Milligramm orale Oxycodon-Retard zweimal täglich, 12 Stunden auseinander, bevor ich einen Vorschlag und Referenzen liefere.«

Künstliche allgemeine Intelligenz

Künstliche allgemeine Intelligenz (KAI) bezieht sich auf Maschinen, die mindestens so kompetent sind wie Menschen in verschiedenen Domänen der Intelligenz. Schätzungen prognostizieren etwa fünf bis zehn Jahre, bis die unumstrittene Etablierung der KAI in den meisten Teilen unseres Lebens erfolgt. So wie Haushaltsgeräte arbeitsintensive Aufgaben automatisierten, wird unsere Abhängigkeit von KI für wissensbasierte

Leidfaden, Heft 1 / 2026, S. 27–31, ISSN (Printausgabe): 2192-1202, ISSN (online): 2196-8217, © 2026 Vandenhoeck & Ruprecht

Aktivitäten alltäglich werden. Wie sollen wir den 42-jährigen Patienten mit einem fortgeschrittenen gastrointestinalen Tumor versorgen, der in eine Obstruktion geraten ist und alle zwei bis drei Stunden erbricht, aber in der Vergangenheit eine adverse Reaktion auf Cyclizin und Olanzapin hatte? Mit einem eGFR (geschätzten glomerulären Filtrationsrate) von 71? Der Oberarzt auf seiner Visite könnte genau wissen, was er typischerweise empfehlen würde, basierend auf Jahren der Erfahrung, aber kann das neue »Pall KI-Tool« eine kompatible Kombination von Medikamenten vorschlagen und einige Warnsignale nennen, die bei der Abwägung von Entscheidungen zu berücksichtigen sind? Natürlich kann es das, sogar besser als wir: weil der Zugriff auf Tausende vertrauenswürdiger Datenbanken und die Überprüfung der Wahrscheinlichkeit adverser Ereignisse bei verschiedenen Medikamentenregimen, abgestimmt auf alle medizinischen Daten des Patienten, innerhalb von Sekunden, von einem Mensch nicht geleistet werden kann. Die KI kann das und wird zudem nicht müde oder gar schlecht gelaunt.

Transformer und KI

Bis 2030 kommt eine neue Welle von »Transformer«-Technologien, die das Feld der KI revolutionieren wird. Ein Transformer-Modell ist ein neuronales Netzwerk, das Kontext und damit Bedeutung lernt, indem es Beziehungen in sequenziellen Daten wie den Wörtern in diesem Satz verfolgt, und wurde erstmals in einem Artikel von Google im Jahr 2017 beschrieben. Stanford-Forscher nannten Transformer in einem Artikel von 2022 »Foundation Models«, weil sie für einen Paradigmenwechsel in der KI stehen. »In den letzten Jahren haben der schiere Umfang und die Reichweite von Foundation Models unsere Vorstellungskraft von dem, was möglich ist, ausgedehnt«, schrieben sie (Bommasani et al., 2022). Laut dem US-Tech-Unternehmen NVIDIA »übersetzen Transformer Text und Sprache in Echtzeit, öffnen Meetings und Klassenzimmer für diverse und hörbehinderte Teilnehmer:innen. Sie helfen Forscher:innen, Ketten von Genen in DNA und Aminosäuren in Proteinen auf Weisen zu verstehen, die die Arzneimittelentwicklung beschleunigen können« (Merritt, 2022). Transformer, die als Grundlage für Technologien wie ChatGPT und Bings Copilot dienen, werden »algorithmische Verbesserungen« durchlaufen, was zu verbesserter Leistung führt. Die Limitationen durch die autoregressive Natur von Transformern werden abnehmen, sodass KI Intelligenz jenseits ihrer Trainingsdaten vorzeigen kann. Darüber hinaus werden zukünftige Transformer multimodal werden und ihr Training über Text hinaus erweitern. Diese fortschrittlichen Modelle werden riesige Mengen diverser Inhalte aufgenommen haben, einschließlich Musik, YouTube-Videos, Radiosendungen, Podcasts, Fernsehsendungen und Filmen, und dadurch eine umfassendere Weltanschauung entwickeln. Wir können uns nur vorstellen, welches Potenzial dies für ausgewogene und abgemessene Ansichten bringen könnte, zum Beispiel in (für uns Menschen) polarisierten und kontroversen Themen wie assistiertem Sterben.

Große Sprachmodelle

Die sich entwickelnde Landschaft, in der Wissen und Intelligenz über menschliche Fähigkeiten hinausgehen, wird das Gesundheitswesen und Universitäten in mehreren Dimensionen tiefgreifend beeinflussen. Die medizinische Ausbildung wird einen Paradigmenwechsel durchlaufen und ultrapersonalisierte Lernerfahrungen bieten, ähnlich wie herunterladbare »Boxset-Abschlüsse«, angetrieben von KI-gestützter intelligenter Personalisierung. Große Sprachmodelle (LLMs = Large Language Models), eine Form der generativen KI, zeigen zunehmend eine ausgefeilte Fähigkeit, Sprache zu verstehen und zu generieren. Im Gesundheitswesen wird dies wahrscheinlich die prospektive Anwendung derartiger LLMs bedeuten. Dies verspricht Verbesserungen in der Überwachung und Triage von Patienten, der medizini-

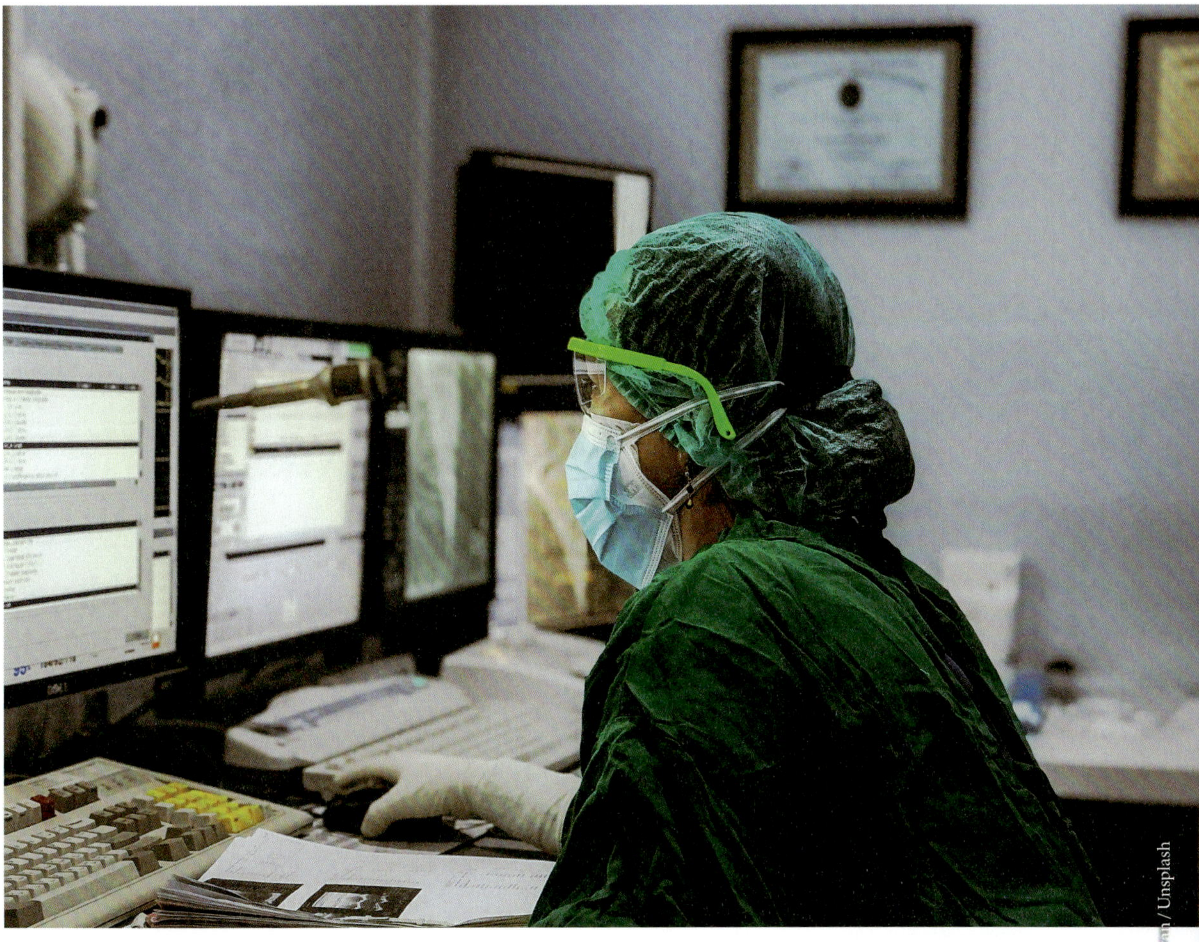

/ Unsplash

schen Ausbildung von Studierenden und der Information von Patient:innen, der medizinischen Dokumentation und die Automatisierung administrativer Aufgaben (Menz et al., 2024; Hopkins et al., 2023; Patel und Lam, 2023). Entlassungszusammenfassungen, hastig von einem Juniorarzt zusammengestoppelt, der die Patientin nie getroffen hat? Eine Sache der Vergangenheit. Physische Interaktion wird durch Technologien wie Artificial Reality (AR), Virtuelle Realität (VR) und Holographie transformiert, was einzigartige persönliche Lernerfahrungen und Kollaborationen fördert.

Solche Modelle werden dann auch gute Kommunikation gelernt haben. Brauchen Sie um vier Uhr morgens jemanden, mit dem Sie über den Tod Ihrer Ehefrau vor zwei Wochen sprechen möchten? Der Gedanke, das mit einer KI auszuprobieren, ist vielleicht im Jahr 2025 noch ein wenig ungewohnt, jedoch wird dies über die Jahre immer mehr normalisiert werden. Eine KI erkennt alle möglichen Gesichtsausdrücke, Stimmtonlagen und deren Kombinationen, sie kann auch mit solchen antworten. Vielleicht sogar besser und effektiver kommunizieren als wir. Und sogar uns lehren.

Wir werden große Hörsäle möglicherweise nicht mehr brauchen, weil wir in virtuellen Hörsälen sitzen können, mit Kommilitonen, die live aus der ganzen Welt hereinstrahlen. Darüber hinaus wird KI eine zentrale Rolle in den Interaktionen zwischen Studierenden und Lehrkräften spielen und Dozenten mit personalisierten KI-Bots ergänzen, die rund um die Uhr verfügbar sind.

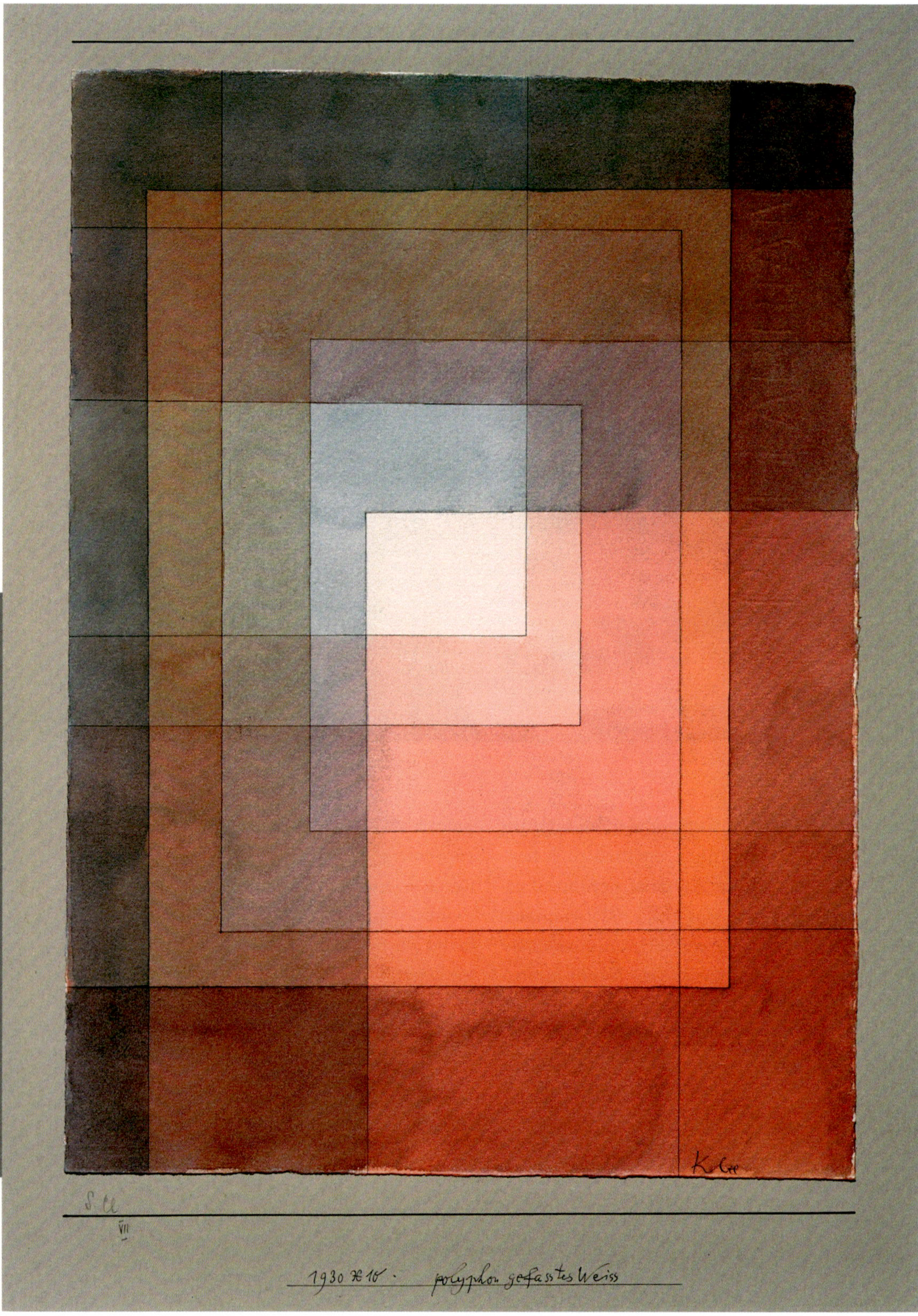

Paul Klee, polyphon gefasstes Weiss, 1930 / akg-images

Während innovative digitale Anbieter den Markt betreten, wird der Wettbewerb in der Hochschulbildung intensiver werden, wobei KI-gestützte personalisierte Lernerfahrungen zu einem Schlüsseldifferentiator werden (Lee et al., 2020). Zusätzlich wird KI wahrscheinlich Forschungsprozesse revolutionieren, Entdeckungen beschleunigen und akademische Disziplinen umgestalten, indem traditionelle Grenzen verwischt werden.

Während sich die Ära des Digitalen und der KI entfaltet, werden interdisziplinäre Studiengänge an Prominenz gewinnen, angetrieben von der Missachtung der KI für disziplinäre Grenzen. Dieser Wandel wird neue Bereiche der Forschung hervorbringen, von der Untersuchung des schwierigen Problems des Bewusstseins bis hin zur Neugestaltung der menschlichen Daseinsbegründung und der Ethik im KI-Zeitalter.

Während sich die Ära des Digitalen und der KI entfaltet, werden interdisziplinäre Studiengänge an Prominenz gewinnen, angetrieben von der Missachtung der KI für disziplinäre Grenzen. Dieser Wandel wird neue Bereiche der Forschung hervorbringen.

Insgesamt wird der transformative Einfluss der KI eine Neubewertung bildungs-, gesellschafts- und ethischer Rahmenbedingungen erfordern, während wir alle die Komplexitäten einer zunehmend KI-gesteuerten Welt navigieren. Sind wir in der Palliativmedizin bereit für diese Herausforderung? Wohl eher nicht.

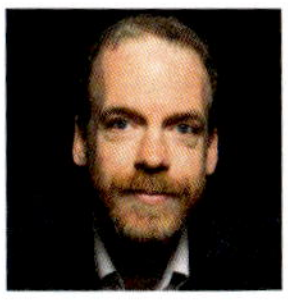

Prof. **Mark Taubert** ist palliativmedizinischer Arzt und klinischer Direktor am Velindre University NHS Trust in Cardiff, Wales. Zu seinen akademischen Aktivitäten gehören Themen wie Advance Care Planning, Technologie und neue Medien in medizinischen Kontexten. Er ist der Gründer von TalkCPR.com und leitet die nationale Strategiegruppe für Future Care Planning für NHS Wales. Er hat die britische Regierung in Fragen der Palliativversorgung und der letzten Lebensjahre beraten. Er ist bis 2027 Vizepräsident der European Association for Palliative Care (EAPC).

Kontakt: mark.taubert@wales.nhs.uk

Literatur

Bommasani, R.; et al. (2022). On the opportunities and risks of foundation models. Center for Research on Foundation Models (Crfm), Stanford Institute for Human-Centered Artificial Intelligence (HAI). Stanford University, USA. https://arxiv.org/pdf/2108.07258 (zuletzt abgerufen 02.01.2026).

He, J.; Baxter, S. L.; Xu, J.; et al. (2019). The practical implementation of artificial intelligence technologies in medicine. In: Nature Medicine, 25, S. 30–36.

Hopkins, A. M.; Logan, J. M.; Kichenadasse, G.; et al. (2023). Artificial intelligence chatbots will revolutionize how cancer patients access information: ChatGPT represents a paradigm-shift. In: JNCI Cancer Spectrum, 7:kad010.

Hubert, K. F.; Awa, K. N.; Zabelina, D. L. (2024). The current state of artificial intelligence generative language models is more creative than humans on divergent thinking tasks. In: Scientific Reports, 14, 3440.

Lee, J.; Kim, H.; Kim, K. H.; et al. (2020). Effective virtual patient simulators for medical communication training: A systematic review. In: Medical Education, 54, S. 786–795.

Menz, B. D.; Kuderer, N. M.; Bacchi, S.; et al. (2024). Current safeguards, risk mitigation, and transparency measures of large language models against the generation of health disinformation: Repeated cross sectional analysis. In: BMJ, e078538.

Merritt, R. (2022). What is a transformer model? In: NVIDIA https://blogs.nvidia.com/blog/what-is-a-transformer-model/ (zuletzt abgerufen 03.01.2026).

Patel, S. B.; Lam, K. (2023). ChatGPT: the future of discharge summaries? In: Lancet Digital Health, 5:e107–108.

Vaswani, A.; et al. (2017). Attention is all you need. https://arxiv.org/pdf/1706.03762 (zuletzt abgerufen 03.01.2026).

KI am Lebensende: Chancen, Brüche, Fragen

Ein Gespräch zwischen Stefanie Schillmöller und Linn Friedrichs

Linn Friedrichs: Stefanie, wir haben im Mai 2025 auf der Messe LEBEN UND TOD in Bremen einen Think Tank mit Expert:innen unter anderem aus Informatik, Design, Performance-Kunst, Ethik, Religionswissenschaft, Trauerbegleitung und Kulturforschung moderiert und gemeinsam ausgelotet: Was passiert, wenn KI-Anwendungen in die intimen Bereiche unseres Lebensendes vordringen – in die Pflege, in das Sterben, in das Trauern? Auch wenn wir beide seit Jahren zu Zukunftsfragen arbeiten: Dieser Abend hatte eine ganz besondere Energie, oder?

Stefanie Schillmöller: Absolut. Vielleicht, weil es ein Abend nach zwei langen Messetagen war und trotzdem spürbar wurde, wie sehr Menschen Lust und das Bedürfnis haben, sich mit großen Fragen auseinanderzusetzen, persönlich und im direkten Gespräch. Das Thema »künstliche Intelligenz« rüttelt gerade an allen Lebensbereichen – auch am Lebensende. Aktuell verengt sich der Diskurs jedoch oft auf Grief-Bots oder Deepfake-Avatare von Verstorbenen. Dabei ist das Spektrum viel breiter. Im Think Tank haben wir zum Beispiel über KI-Systeme gesprochen, die Hospize ökologisch und organisatorisch nachhaltiger machen, indem sie Energie, Material und Abläufe intelligent steuern und vielleicht anders strukturieren. Es ging auch um neue Möglichkeiten der Visualisierung von Emotionen und damit der Kommunikation untereinander. Oder ganz anders: um Exoskelette, die Pflegekräfte körperlich entlasten könnten.

Linn Friedrichs: Und wir haben Wearables diskutiert, also kleine tragbare Computer wie Smartwatches (und teils Datenbrillen), die über Algorithmen/Machine Learning aus Sensordaten Indikatoren für Zustände wie Stress – und zukünftig Schmerz – ableiten. Virtual- und Augmented-Reality-Technologien kamen zur Sprache, die über geografische Entfernungen hinweg gemeinsame Erinnerungsräume zugänglich machen oder innovative Lernumgebungen für Pflegekräfte, Mediziner:innen und Sterbe- oder Trauerbegleiter:innen schaffen. Und es ging um künstlerische Trauerobjekte, spekulatives Design für digitale Urnen und neue Rituale. KI ist kein Produkt, sondern ein Forschungsfeld, so wie Physik oder Medizin. Und KI-Anwendungen werden zunehmend mit anderen Technologien, wie VR oder Robotik, kombiniert. Das Feld ist deshalb unglaublich vielfältig. Viele denken bei »KI« nur an ChatGPT. Das hängt sicher mit der medialen Präsenz des Chatbots zusammen. Zugleich wird generative KI als potenzielle General Purpose Technology diskutiert: als Basistechnologie, die branchenübergreifend einsetzbar ist und Folgeinnovationen anstößt. In diesem Sinn ist sie gerade dabei, ähnlich wie früher Elektrizität oder das Internet, nicht nur einzelne Aufgaben zu verändern, sondern spürbar zu verschieben, wie wir arbeiten, kommunizieren und Wissen organisieren.

Stefanie Schillmöller: Generative KI-Systeme bilden also eine Unterkategorie von KI. Sie sind die technische Grundlage für gerade viel diskutierte Phänomene wie Avatare oder sogenannte Grief-Bots, die auf Basis gespeicherter Chatverläufe oder Sprachaufnahmen die Stimme und Ausdrucksweise Verstorbener nachahmen. Vielleicht sollten wir deshalb auch kurz besprechen, wie solche Systeme funktionieren. Die Grundlage ist ein neuronales Netz, ein lernfähiges Sys-

Leidfaden, Heft 1 / 2026, S. 32–37, ISSN (Printausgabe): 2192-1202, ISSN (online): 2196-8217, © 2026 Vandenhoeck & Ruprecht

tem, das lose von der Arbeitsweise biologischer Nervennetze inspiriert ist. Die Informatikerin Joy Buolamwini erklärt das in ihrem Buch mit einem anschaulichen Bild: Man soll sich die »Neuronen« wie kleine Marshmallows vorstellen, die mit Zahnstochern verbunden sind. Im Training bekommt dieses Netz riesige Mengen an Beispielen – Texte, Bilder oder Sprachaufnahmen. Dabei verändert sich die Stärke der Zahnstocher-Verbindungen: Manche werden stabiler, andere wackliger. In der Fachsprache nennt man das *Gewichte*. Sie bestimmen, wie stark ein Signal von einem Marshmallow zum nächsten weitergegeben wird. So lernt das Netz nach und nach, Muster zu erkennen und selbst Texte oder Stimmen zu erzeugen.

Linn Friedrichs: Wichtig ist: Ein generativer KI-Chatbot »versteht« Sprache nicht im menschlichen Sinn, sondern erkennt und reproduziert statistisch wahrscheinliche Muster auf Basis der Daten, mit denen das System trainiert wurde. Deshalb sprechen einige Sprachwissenschaftler:innen, wie Emily Bender, auch von »stochastischen Papageien« – ein Papagei, der nicht denkt, sondern nur das Gehörte nachplappert. Gleichzeitig werden generative Modelle zunehmend darauf optimiert, in Gesprächen hilfreich und zugewandt zu wirken und unsere sozialen oder emotionalen Bedürfnisse anzusprechen. Manchmal überzeugt uns das so sehr, dass wir beginnen, KI-Systemen menschliche Attribute zuzuschreiben und sie zu *anthropomorphisieren*. Wir empfinden dann einen Chatbot als empathisch, während das System letztlich sprachliche Formen von Empathie nachahmt. Deshalb beobachten wir den aktuellen Trend, Chatbots als (Trauer-)Therapeut:innen zu nutzen, sehr kritisch.

Das zeigt auch: KI ist mehr als ein Werkzeug. Die Technologie ist ein Bestandteil der sogenannten »Vierten Industriellen Revolution«. Im Zusammenspiel mit Robotik, Sensorik, Virtual Reality oder Augmented Reality entstehen neue Möglichkeiten der Unterstützung, Begleitung und Automatisierung – und damit auch neue Fragen, Herausforderungen und Risiken. Technologien sind nicht neutral, wie Technikhistoriker Melvin

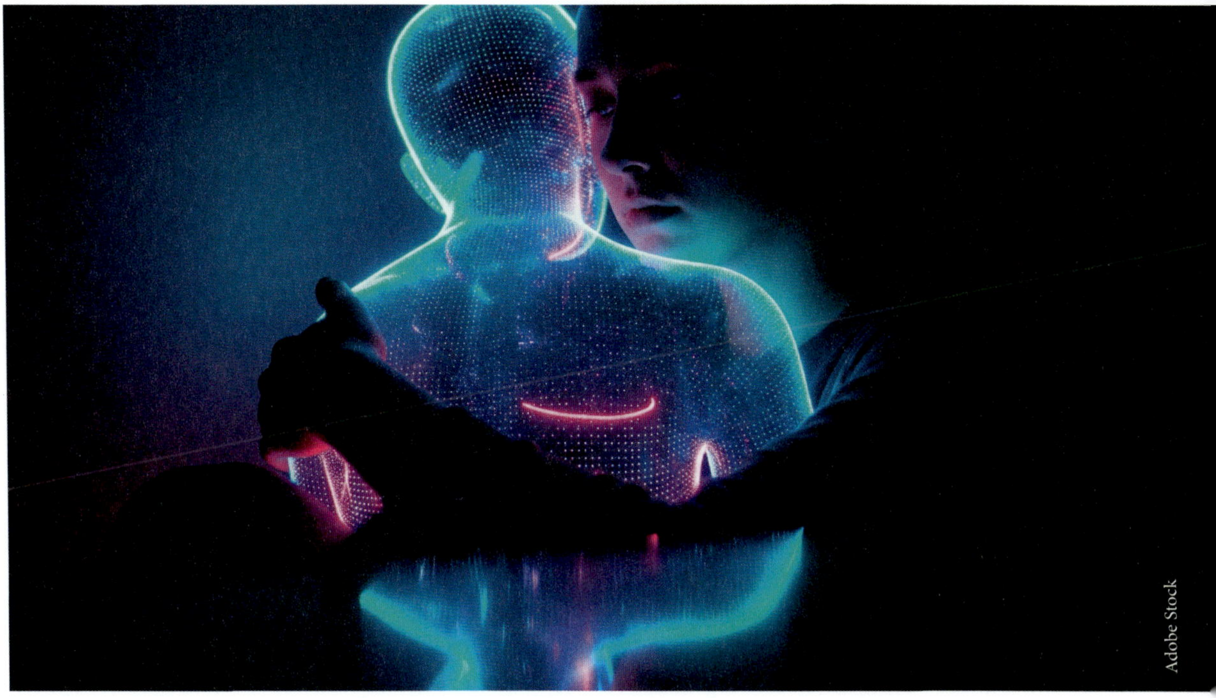

Adobe Stock

Kranzberg das einmal zugespitzt hat. Sie sind aufgeladen mit Visionen, Hoffnungen und Ängsten, mit gesellschaftlichen Erzählungen und Zukunftsbildern. Deshalb geht es am Ende nicht allein um die Frage, was technisch möglich ist, sondern vor allem darum: In welcher Gesellschaft wollen wir leben und sterben? Und wie gestalten wir Technologien so, dass sie unsere Menschlichkeit stärken, statt sie zu ersetzen oder zu verdrängen?

Stefanie Schillmöller: Wenn sich technologische Entwicklungen so rasant vollziehen wie aktuell, verändert das grundlegende Aspekte unseres Lebens und das überfordert viele. Deshalb sind Offenheit und Neugier zunächst entscheidend – die Bereitschaft, sich überhaupt auf neue Themen einzulassen. Gleichzeitig braucht es Diskursräume, wie unseren Think Tank, in denen wir alle Facetten solcher Entwicklungen kritisch hinterfragen können. Ohne diese Auseinandersetzung bleibt oft nur Angst oder Ablehnung. Wichtig ist dabei auch, sich bewusst zu machen, dass wir selbst eine aktive Rolle spielen: Wir können jeden Tag unsere Lernmuskeln trainieren und gewinnen so Entscheidungsmacht darüber, wie weit wir Dinge mittragen und ab welchem Punkt wir eigene Grenzen ziehen und Gestaltung einfordern.

Linn Friedrichs: Zugang und Gerechtigkeit sind dabei zentrale Punkte: Wir können die großen Fragen, die sich für Pflege und Begleitung von Menschen stellen, nur dann verantwortungsvoll beantworten, wenn wir digital mündig sind. Frauen und ältere Menschen haben beispielsweise im Schnitt oft weniger Zugang zu KI-Anwendungen und berichten häufiger von Unsicherheit oder Vorbehalten. Das hat mit Erfahrung und Routinen zu tun, aber auch mit Sorgen über Datenschutz und möglichen Missbrauch. Und es hängt nicht zuletzt mit sozialen Stereotypen und der Frage zusammen, wer in diesem Feld sichtbar ist – also damit, ob es Vorbilder gibt, an die man anschließen kann. Hier brauchen wir gezielte Weiterbildung und niedrigschwellige Angebote, nicht nur damit Mitarbeitende Tools besser anwenden können, sondern damit sie informierte Entscheidungen treffen können, wie welche Technologien im Sinne der Menschen eingesetzt werden können, die sie begleiten und beraten. Und wir sollten uns mit anderen zusammentun, die auch lernen möchten, denn gemeinsam lernt es sich einfacher.

Stefanie Schillmöller: Wir stehen vor Transformationsprozessen, die begleitet werden müssen. Trauer- und Sterbebegleiter:innen sind da eigentlich im Vorteil, denn sie wissen: Veränderung ist auch immer Teil von Verlust – und andersrum. Der Erfolg jedes Transformationsprozesses hängt davon ab, ob es Zeit und Raum für die Auseinandersetzung mit dem gibt, was verloren geht – sei es ein vertrauter Ablauf, ein professionelles Selbstverständnis oder das Gefühl, überhaupt wirksam sein zu können. Diese Trauerarbeit ist oft die Voraussetzung dafür, neue Möglichkeiten zu erkennen. Da die Branche nun selbst im Wandel ist, müssen wir uns auch fragen: Welche Verluste erleben oder befürchten wir? Und wie gehen wir mit diesen um?

Linn Friedrichs: Genau. Viele sorgen sich, dass die Technologisierung von Pflege und Begleitung rund um das Lebensende vor allem entmenschlicht und als Mangelverwaltung dient. Was, wenn KI nur hilft, knappe Ressourcen noch effizienter zu verwalten, aber nicht dazu beiträgt, das Care-System als Ganzes menschlicher, gerechter und würdevoller zu gestalten? Andere fürchten, dass Maschinen sie ersetzen, zum Beispiel in Tätigkeiten, die für sie nicht nur sinnstiftend, sondern auch ökonomisch überlebenswichtig sind. Eine der Thesen aus unserem Think Tank lautete: »KI wird zur letzten Begleiterin.« Was denkst du darüber?

Stefanie Schillmöller: Das klingt natürlich erst einmal provokant und das war bewusst so gewählt, um uns ins Nachdenken zu bringen. Und wenn man das tut, ist dies letztendlich vielleicht

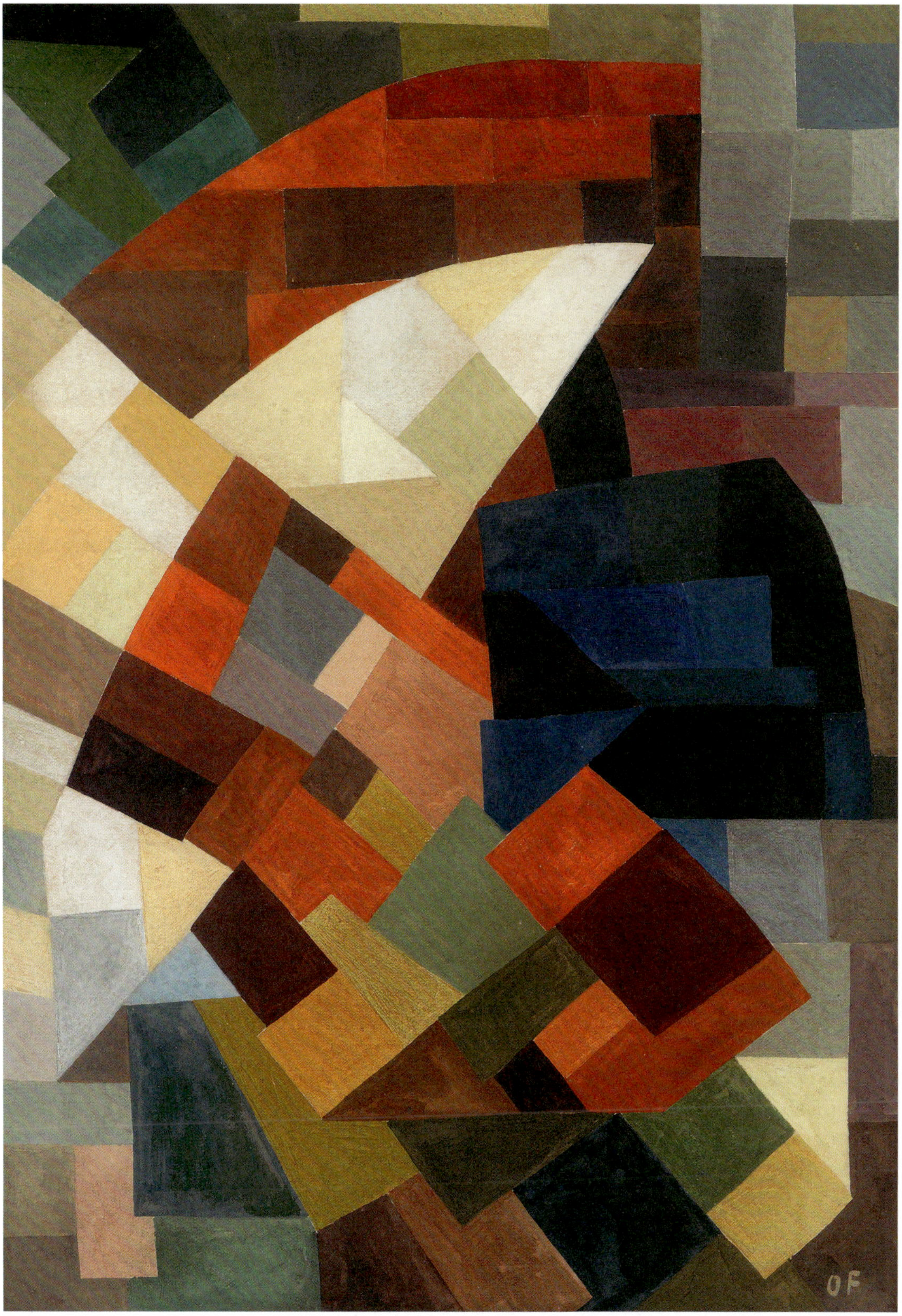

Otto Freundlich, Komposition, 1930 / INTERFOTO / fine art images

Ein generativer KI-Chatbot »versteht« Sprache nicht im menschlichen Sinn, sondern erkennt und reproduziert statistisch wahrscheinliche Muster auf Basis der Daten, mit denen das System trainiert wurde.

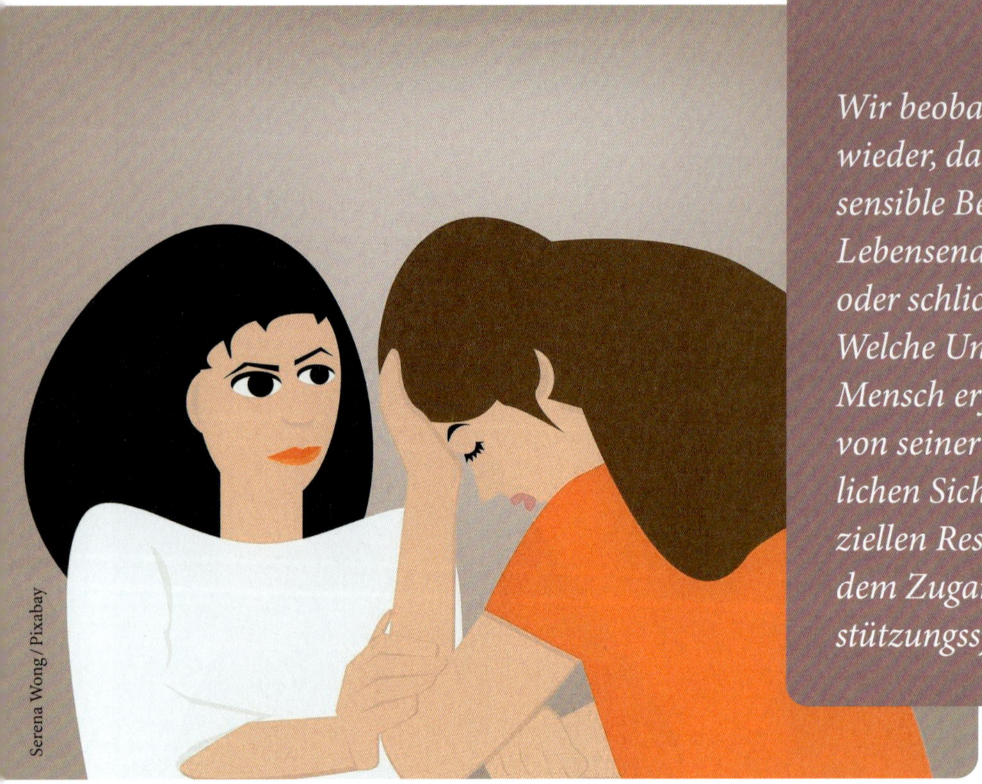

Serena Wong / Pixabay

Wir beobachten immer wieder, dass kultursensible Begleitung am Lebensende ein Privileg oder schlicht Zufall ist. Welche Unterstützung ein Mensch erfährt, hängt von seiner gesellschaftlichen Sichtbarkeit, finanziellen Ressourcen und dem Zugang zu Unterstützungssystemen ab.

kein so abwegiges Szenario. Aktuelle Studien zeigen, dass immer mehr Menschen ChatGPT & Co als emotionale Begleitung, Gesprächspartner in jeder Lebenslage, für Reflexion oder Trost nutzen. Für manche werden generative KI-Anwendungen aktuell gar zur Ersatztherapie, in der sie persönlichste Dinge teilen. Chatbots sind immer verfügbar, wenn es sein muss auch nachts – welcher Sterbe- oder Trauerbegleiter könnte das leisten? Und sie erleichtern den Zugriff auf immense Wissensschätze. Einige Nutzer:innen berichten auch, dass es ihnen leichter fällt, sich einem Chatbot zu öffnen, da sie von ihm keine Beurteilung erwarten wie vielleicht bei einem menschlichen Gegenüber. Im besten Fall sind also Sterbende niemals allein und haben immer Kontakt, wenn sie das wollen. Etwas kritischer spricht der Historiker Yuval Harari von einem Zeitalter »massenproduzierter Intimität«. Er meint damit, dass Nähe und persönliche Zuwendung in großem Maßstab von Maschinen simuliert und zugleich standardisiert werden können, sodass Gefühle, die eigentlich einzigartig und zwischenmenschlich sind, technisch reproduzierbar erscheinen. Die Therapeutin Esther Perel warnt in diesem Zusammenhang vor »künstlicher Intimität«: Beziehungen, die scheinbar Nähe und Resonanz erzeugen, aber ohne Gegenseitigkeit bleiben und damit den Kern echter Bindung untergraben können. In einer Gesellschaft, die mit zunehmender Einsamkeit und Versorgungslücken kämpft, könnten KI-Technologien unterstützend wirken, wenn sie verantwortungsvoll und informiert eingesetzt werden. Aber immer als Zusatz zu bestehender Betreuung, ohne echte Beziehungen zu verdrängen.

Eine andere provokante Frage, die wir uns gestellt haben, lautete: »Kann KI den Tod gerechter machen – indem sie Würde standardisiert?«

Linn Friedrichs: Wir beobachten immer wieder, dass kultursensible Begleitung am Lebensende ein Privileg oder schlicht Zufall ist. Welche Unterstützung ein Mensch erfährt, hängt von seiner gesellschaftlichen Sichtbarkeit, finanziellen Ressourcen und dem Zugang zu Unterstützungssystemen – also auch von sozialer Lage und Interessenvertretung – ab. Neue Entwicklungen an den Schnittstellen von KI, Robotik und Bioengineering eröffnen das Potenzial, Pflege und Begleitung anders – und inklusiver – zu gestalten.

Dabei ist jedoch Vorsicht geboten: Zum einen ist nicht alles, was neu oder Hype ist, auch eine bessere Antwort auf die Probleme unserer Zeit. Zweitens wird oft intuitiv angenommen, Maschinen seien neutraler als Menschen. Aber *wir* bauen Algorithmen, stellen Datensätze zusammen und entwickeln Maschinen, deshalb übernehmen sie bestehende Vorurteile und Machtverhältnisse und können diese noch verstärken. Wichtig ist auch: Wie Zukunftsbilder rund um ein KI-gestütztes Lebensende aussehen, hängt nicht zuletzt davon ab, ob es uns gelingt, in Deutschland und Europa eigene, transparente, überprüfbare und am Gemeinwohl orientierte Systeme und Rahmenbedingungen aufzubauen. Gerade in sensiblen Bereichen wie Pflege und Begleitung braucht es Lösungen, die unserer eigenen Verantwortung und Gestaltungshoheit entspringen. Und abschließend: Viele KI-Systeme sind stark westlich geprägt – in ihrer Konzeption, in den Trainingsdaten und in den mittransportierten Werten. Nur wenn wir diverse Perspektiven einbinden, können wir kulturelle Verzerrungen kritisch hinterfragen. So lassen sich Lösungen entwickeln, die auf unterschiedliche Lebensrealitäten sensibel eingehen – ohne neue Formen von Benachteiligung oder Ausschluss zu schaffen.

STEFANIE SCHILLMÖLLER: Wir erproben und entscheiden *jetzt*, wie die Zukunft von Begleitung aussieht. Es geht also darum, Räume des Austausches und Miteinanderlernens zu schaffen: Zukunftslabore, Experimentierräume, interdisziplinäre Begegnungen. Nur so können wir aus der Überforderung in die Gestaltung kommen. Linn, wenn du zum Schluss eine Botschaft an die Leserinnen und Leser richten würdest, die täglich mit Sterben, Trauer und Pflege zu tun haben, welche wäre das?

LINN FRIEDRICHS: Dass sie Expert:innen für Wandel sind. Wer Sterbende begleitet, weiß, wie es ist, mit Unsicherheit und Verlust umzugehen. Und hat den Mut, die Frage zu stellen: Was bedeutet das jetzt für uns? Diese Kompetenz ist auch im Umgang mit KI und anderen für uns neuen Technologien Gold wert.

STEFANIE SCHILLMÖLLER: Absolut. Und vielleicht ist genau das die Einladung: Uns nicht treiben zu lassen, sondern mitzugestalten – auf Basis unserer Erfahrungen, unseres Menschseins und unserer gemeinsamen Werte.

Das Gespräch entstand im Nachgang zu dem durch die Ahorn Gruppe initiierten Think Tank »KI am Lebensende« auf der LEBEN UND TOD in Bremen. Die Ergebnisse werden aktuell weitergeführt und können demnächst auch online nachgelesen und diskutiert werden.

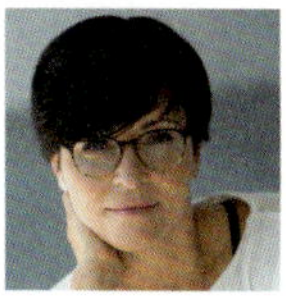

Stefanie Schillmöller ist internationale Trendanalystin, Innovationsberaterin und Expertin für Death Trends. Auf ihrer Plattform GOOD GRIEF erforscht sie seit 2019 gesellschaftliche Veränderungen im Umgang mit Tod, Bestattung und Trauer. Sie lebt in den Niederlanden und berät Unternehmen zu zukunftsweisenden Entwicklungen wie neuen Abschiedsformen, Trauerritualen und dem digitalen Erbe.

Kontakt: stefanie@schillmoeller.com

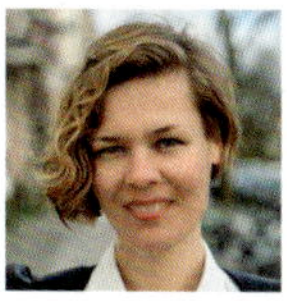

Linn Friedrichs ist Lern- und Entwicklungsberaterin, internationale Bildungsexpertin und ausgebildete Death Doula. Sie unterstützt Führungskräfte und ihre Teams sektorübergreifend bei Herausforderungen an den Schnittstellen von Lernagilität, Digitalisierung, Generationswandel, Inklusion und Change Leadership.

Kontakt: mail@linnfriedrichs.com

Literatur

Bender, E. M.; Gebru, T.; McMillan-Major, A.; Shmitchell, S. (2021). On the dangers of stochastic parrots: Can language models be too big? (FAccT). https://dl.acm.org/doi/10.1145/3442188.3445922.

Buolamwini, J. (2023). Unmasking AI. My mission to protect what is human in a world of machines. New York.

Harari, Y. (2025). The risks and opportunities of the information age. (YouTube-Video). https://www.youtube.com/watch?v=fDlIulM540E

OECD (2025). Is generative AI a general-purpose technology? https://www.oecd.org/content/dam/oecd/en/publications/reports/2025/06/is-generative-ai-a-general-purpose-technology_6c76e7b2/704e2d12-en.pdf.

Perel, E. (2023/2024). Artificial Intimacy (YouTube-Video; Podcast-Episode). https://www.youtube.com/watch?v=vSF-Al45hQU; https://brenebrown.com/podcast/new-ai-artificial-intimacy/.

Das digitale Echo der Erinnerung

Trauer und Verlust im Spiegel der künstlichen Intelligenz

Matthias Meitzler

> *»Das Bild, das ich habe, oder mir vielleicht auch geschaffen habe, ich will nicht, dass eine künstliche Intelligenz daran rumfuhrwerkt. (...) Wir fragen uns durchaus, wie würde er jetzt acht Jahre nach seinem Tod aussehen. Aber ich will darauf keine Antwort.«* (Mutter eines Verstorbenen über die Möglichkeit, sein heutiges Aussehen per KI zu simulieren)

Trauer und Erinnerung

Beim Tod eines geliebten Menschen stehen Trauer und Erinnerung in einem engen Verhältnis – schließlich liegt ein zentrales Moment der Verlustverarbeitung in der Vergegenwärtigung der vermissten Person. Trauer setzt die Fähigkeit voraus, sich an die Toten, die zu ihnen empfundene Nähe sowie die gemeinsam durchlebte Zeit zu erinnern. Man trauert, weil man sich einerseits des Verlustes und andererseits der gewesenen Existenz eines bedeutsamen Sozialpartners bewusst ist. Zugleich lässt sich Trauer als ein Prozess der Umgestaltung von Erinnerung begreifen: Eine Rückschau, die in der ersten Zeit nach dem Todesfall oft noch überwiegend leidvolle Empfindungen hervorruft, kann im weiteren Verlauf zunehmend mit Trost und Dankbarkeit einhergehen. Auf diese Weise trägt Trauer dazu bei, die Erinnerung vom Schmerz zu befreien oder zumindest ein Stück weit zu entkoppeln.

Im Unterschied zu klassischen Trauermodellen sieht die zeitgenössische Forschung den Schlüssel für ein heilsames Trauern nicht etwa im Loslösen und Vergessen, sondern im Aufrechterhalten und Erinnern. Folgt man dem Ansatz der *Continuing Bonds*, dann wird die Beziehung zu den Verstorbenen nicht einfach aufgegeben, sondern innerlich weitergeführt – und unter Anerkennung der veränderten Umstände neu gestaltet (Klass, Silverman und Nickman, 1996). Erinnerung bedeutet dann, etwas unwiederbringlich Verlorenes dennoch als gegenwärtig zu erleben. Die dahinterstehenden Praktiken variieren nicht nur sehr stark, sondern weisen zudem eine lange Kulturgeschichte auf. Eine zentrale Rolle spiel(t)en dabei nicht zuletzt die jeweils verfügbaren Medien. Von den prähistorischen Höhlenmalereien über die Anfertigung von Skulpturen, Totenmasken, Gemälden, Fotografien, Filmaufnahmen bis hin zu zeitgenössischen Technologien der Datengenerierung, -speicherung und -verbreitung wurden immer wieder neue Mittel entwickelt, um mit den Toten in Verbindung zu bleiben und sie im individuellen wie kollektiven Gedächtnis präsent zu halten (Meitzler, 2025). Ein aktuell besonders kontrovers diskutiertes Beispiel stellt die Anwendung von künstlicher Intelligenz dar.

Digital Afterlife Industry

Unter der Bezeichnung *Digital Afterlife Industry* formiert sich gegenwärtig ein neuer Markt. Dessen vorwiegend aus dem ostasiatischen und US-amerikanischen Raum stammenden Anbieter entwickeln KI-basierte Software, die – so ihr Versprechen – die frühere sprachliche Ausdrucksweise von Verstorbenen, zum Teil auch ihr optisches Erscheinungsbild simuliert. Statt den Dialog lediglich zu imaginieren, können Hinterbliebene so mit den digitalen Zweitexistenzen der Toten interagieren – sei es in rein textbasierter Form (Chatbot) oder auch mit einer virtuellen, bis-

Leidfaden, Heft 1 / 2026, S. 38–43, ISSN (Printausgabe): 2192-1202, ISSN (online): 2196-8217, © 2026 Vandenhoeck & Ruprecht

weilen dreidimensionalen Verkörperung (Avatar). Hierfür wird das KI-System mit einem Datenschatz trainiert, den die zu repräsentierende Person lebzeitig hinterlassen hat (zum Beispiel Textnachrichten, Social-Media-Postings, Foto-, Audio- oder Videoaufnahmen und andere persönliche Dokumente).

Auch wenn die meisten Digital-Afterlife-Dienste noch am Anfang ihrer Entwicklung stehen, manches zunächst vielversprechende Start-up inzwischen wieder von der Bildfläche verschwunden ist und die bisherige Zahl der Nutzenden noch überschaubar ausfällt, zeichnen sich bereits diverse Einsatzmöglichkeiten ab. Neben der öffentlichen Erinnerungsarbeit (zum Beispiel virtuelle Darstellungen von Zeitzeug:innen) und der Populärkultur (Replikationen verstorbener Musiker:innen oder Schauspieler:innen) betrifft dies inzwischen auch die Trauer um Privatpersonen. So sprach etwa die Britin Marina Smith während ihrer eigenen Beerdigung im Jahr 2022 von einem Bildschirm aus zu den versammelten Gästen – und stand für deren Fragen Rede und Antwort. Wenige Jahre zuvor traf eine junge südkoreanische Mutter unter Tränen den Avatar ihrer verstorbenen Tochter in einer virtuellen 3D-Welt.

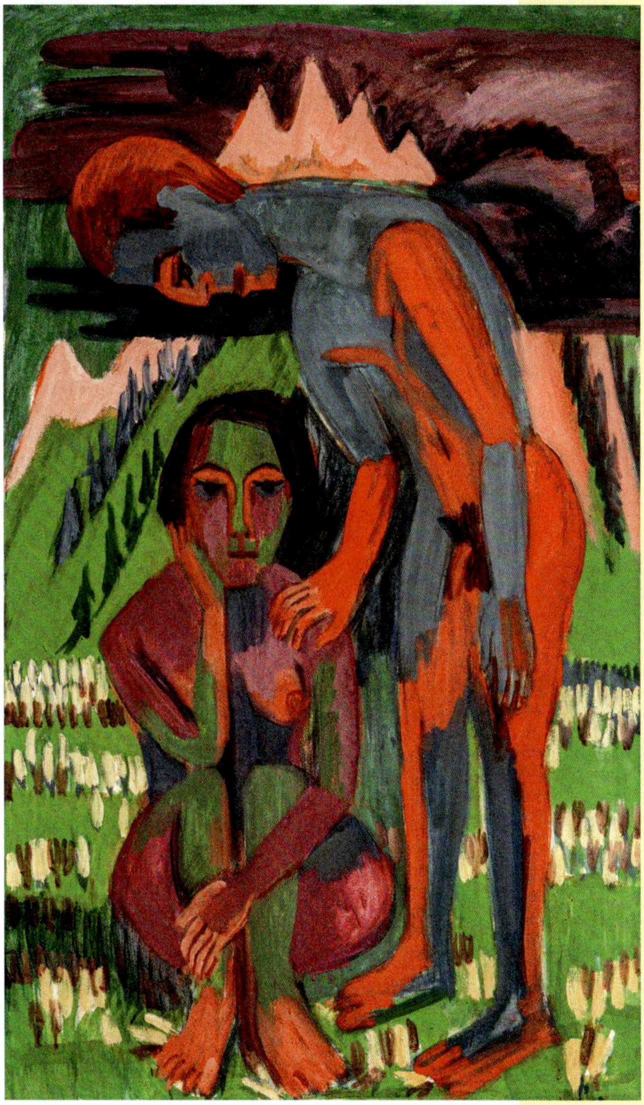

Ernst Ludwig Kirchner, Schwarzer Frühling, 1923 / akg-images

Trauer setzt die Fähigkeit voraus, sich an die Toten, die zu ihnen empfundene Nähe sowie die gemeinsam durchlebte Zeit zu erinnern.

So verheißungsvoll solche Versprechungen des digitalen »Weiterlebens« klingen, werfen sie doch einige noch weitgehend ungeklärte Fragen auf: Was bedeutet all das für das gesellschaftliche Zusammenleben und die künftige Auseinandersetzung mit Sterben, Trauer und Erinnerung? Wird die Verarbeitung eines Verlustes hierdurch erleichtert oder vielmehr erschwert? Wer ent-

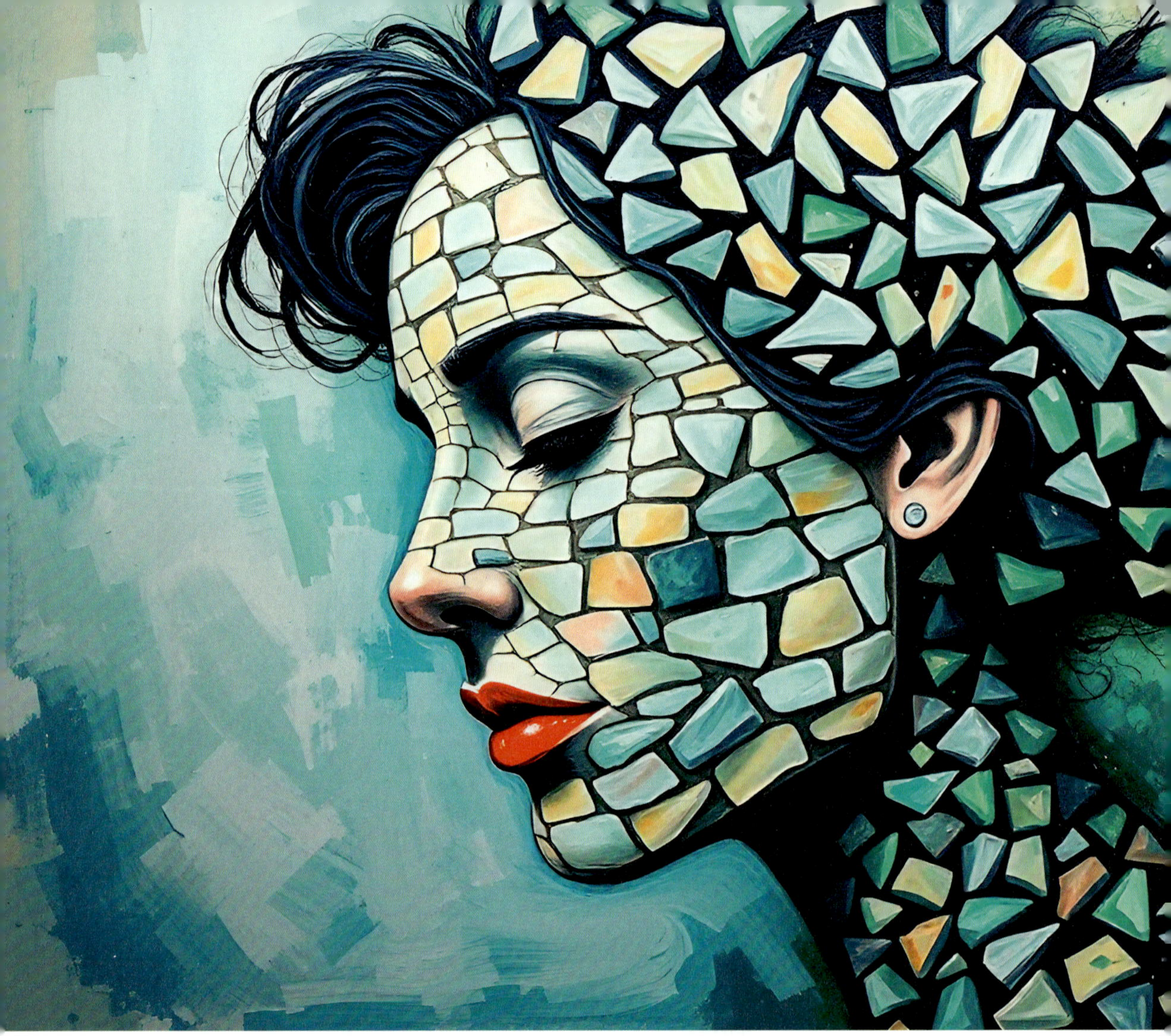

scheidet über die finale Auswahl der Daten und die konkrete Gestaltung des digitalen »Gegenübers«? Was ist, wenn Hinterbliebene sich in dieser Sache uneinig sind? Inwiefern vertragen sich die Geschäftsmodelle der Dienstanbieter mit den Trauerbedürfnissen der Anwender:innen? Welche Risiken der Manipulation und des Missbrauchs bestehen und wie können Betroffene geschützt werden? Was geschieht, wenn das anbietende Unternehmen insolvent ist oder die Nutzenden ihrerseits versterben? Und lässt sich die menschliche Persönlichkeit anhand von Daten überhaupt adäquat reproduzieren oder gibt es so etwas wie einen »unkopierbaren« Wesenskern?

Mit diesen und weiteren Überlegungen beschäftigte sich ein Forschungsprojekt (2022–2024) unter meiner Mitwirkung. In Einzelinterviews und Gruppendiskussionen wurden sowohl Stakeholder und Expert:innen, die beruflich mit Sterben, Tod und Trauer befasst sind (etwa aus der Psychotherapie, dem Bestattungswesen, der konfessionellen Seelsorge, der Sterbe- und Trauerbegleitung), als auch Privatpersonen mit Trauererfahrungen befragt. Darüber hinaus wurden bestehende Anwendungen im Hinblick auf ihre Funktionsweisen, Inhalte und Vermarktung unter die Lupe genommen. Das Hauptziel der interdisziplinären Studie bestand darin, einen ethisch reflektierten Rahmen für einen sicheren, souveränen und verantwortungsbewussten Umgang mit Formen des Digital Afterlife zu erarbeiten. (Entsprechende Handlungsempfehlungen finden sich bei Ammicht Quinn et al., 2024.)

Erinnerungshoheit und Erinnerungsmanipulation

Unsere Gesprächspartner:innen äußern eine überwiegend skeptische Haltung zu den besagten Angeboten. Insbesondere Fachkräfte aus der

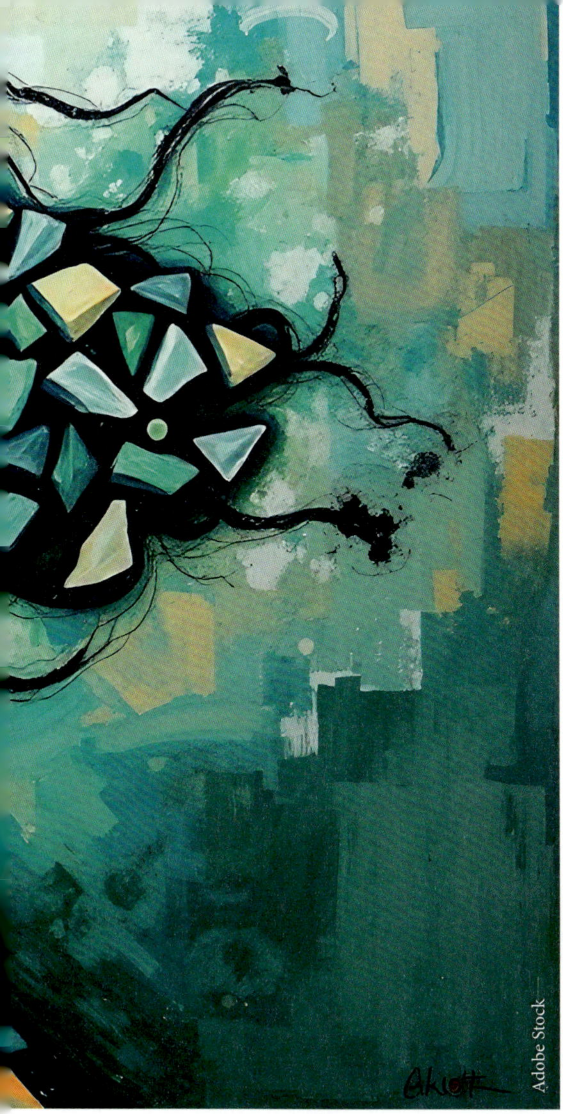

Adobe Stock

Trauerbegleitung geben zu bedenken, dass die Suggestion einer fortbestehenden Lebendigkeit und Verfügbarkeit der Toten hinderlich für die Verlustverarbeitung sei, da diese die Anerkennung der Irreversibilität des Todes voraussetze. Weitere Aspekte, die von den Forschungsteilnehmenden häufig genannt werden, betreffen die Gefahr der emotionalen Abhängigkeit und sozialen Isolation, die kommerzielle Ausbeutung der Trauernden durch Anbieter mit Profitinteressen sowie ein diffuses Gefühl des Unbehagens gegenüber der Vorstellung, mit einer zwar menschenähnlichen, letztlich aber doch künstlichen Simulation eines/einer Toten zu kommunizieren.

Ferner wird die Sorge thematisiert, dass der kontinuierliche Austausch mit der KI-Simulation die eigenen, mithin über Jahre oder Jahrzehnte gewachsenen Erinnerungen an die Verstorbenen überlagert, in unerwünschter Weise verändert oder gar auslöscht. Einer solchen Befürchtung liegt der implizite Wunsch nach Hoheit über die *eigenen* Erinnerungen und Gefühle zugrunde. Ein entsprechend konfigurierter Avatar mag zwar einerseits an sein »analoges Original« erinnern, andererseits könnte er angesichts der ohnehin schwer durchschaubaren Algorithmen generativer KI ein gewisses Eigenleben entwickeln, das sich wiederum auf die Erinnerungen der Hinterbliebenen in unerwünschter Weise auswirkt. So könnte der virtuelle Andere beispielsweise von Dingen berichten, die die verstorbene Person zu Lebzeiten aus guten Gründen für sich behalten hat, oder kompromittierende Unwahrheiten über sie oder ihr soziales Umfeld verbreiten. Was ist also, wenn das KI-manipulierte Andenken nicht mehr länger jenem Bild entspricht, das man von diesem Menschen hat – oder haben *möchte?* Bestimmte Narrative, die Trauernden in ihrer oft vulnerablen Situation Halt geben (etwa Überzeugungen wie »Wir haben das Richtige getan« oder »Er/sie hat es so gewollt«), könnten in diesem Sinne gefährdet werden.

Kritische Einordnung und Ausblick

Aktuell fehlt es noch an empirisch gesicherten Erkenntnissen über die trauerpsychologischen Langzeiteffekte entsprechender Anwendungen. Der Versuch einer pauschalen Beurteilung wäre schon deshalb vergeblich, weil der Umgang mit einem Verlust eine höchst individuelle und noch dazu dynamische Angelegenheit darstellt, bei der sich Bedürfnisse und »Richtigkeitsempfindungen« mit der Zeit ändern können. Entscheidend dürfte vor allem sein, in welcher Form, zu welchen Zwecken und mit welchen Erwartungen Menschen die vorhandenen KI-Angebote nutzen. Geht es dabei tatsächlich um die technikgestützte Wiedererlangung des eigentlich Unwiederbringlichen oder soll stattdessen ein versöhnlicher und trostvoller Abschied gefunden werden? Fungiert der Avatar als permanenter Begleiter im Alltag oder wird er nur zu bestimmten, eher sporadischen Anlässen, gegebenenfalls auch nur ein einziges Mal kontaktiert? Vielleicht liegt das dominierende Motiv auch eher darin, eine interaktive Form des Gedenkens mit verschiedenen Wissens- und Erfahrungselementen zu schaffen und über nachfolgende Familiengenerationen zu bewahren?

Entgegen verbreiteten Befürchtungen muss der Einsatz von KI bei all dem nicht zwangsläufig als ungewollte Störung persönlicher Erinnerungen wirken – zumal Letztere ohnehin keine objektiven Aufzeichnungen von Gewesenem sind, sondern immer nur dessen *Interpretationen.* Als subjektive Konstruktionen hängen sie von der jeweiligen biografischen Position der sich erinnernden Person ab und folgen zudem einer unvermeidlichen *Selektivität.* Manches wird bewahrt und tritt regelmäßig ins Bewusstsein, anderes verblasst, manches wird in der Rückschau dramatisiert, anderes verharmlost. Im Lichte neuer (Interaktions-)Erfahrungen verändert sich auch der Blick auf die eigene Vergangenheit – ob mit oder ohne KI. Ist die Vorstellung einer unverfälschten Erinnerung, die es gegenüber äußeren technischen Einflüssen zu schützen gilt, also selbst eine Illusion? Zumindest lässt sich nicht ganz ausschließen, dass der algorithmische Zugriff auf eine unüberschaubare Datenmenge mithin sogar einen gewissen »Vorsprung« gegenüber der menschlichen Gedächt-

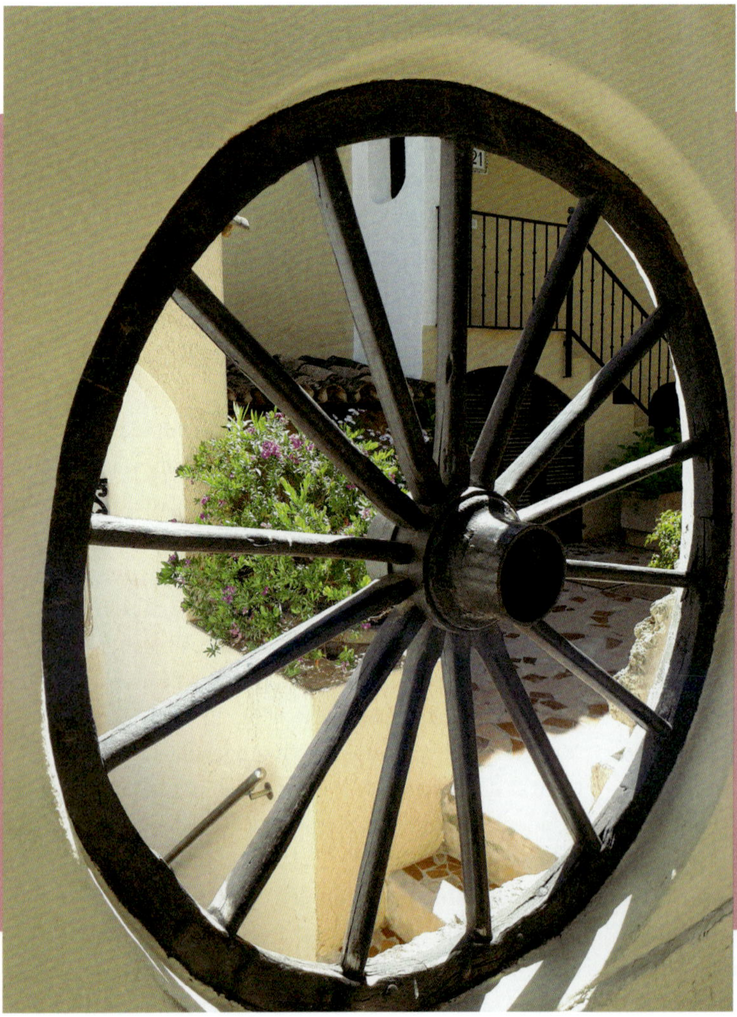

Ulrike Rastin

Im Lichte neuer Erfahrungen verändert sich auch der Blick auf die eigene Vergangenheit – ob mit oder ohne KI.

nisleistung besitzen könnte – wobei zu betonen ist, dass auch diese Form kein unmittelbares Abbild des Vergangenen garantiert. Führt man sich vor Augen, dass sich nicht Technologien erinnern, sondern *Menschen,* so könnte die eigentliche Aufgabe der virtuellen Personen auch schlichtweg darin bestehen, Hinterbliebenen dabei zu helfen, Lebens- und Beziehungsgeschichte(n) in einer Weise zu erzählen, die für sie selbst hilfreich ist – unabhängig davon, ob diese Erzählungen in allen Details faktentreu sind. Gerade im Hinblick auf traumatisierende Erlebnisse wäre zu diskutieren, ob es nicht sogar ein legitimes *Recht auf falsche Erinnerungen* gibt.

Die Interaktion mit einem KI-System, das das eigene mentale Bild stabilisiert, tröstliche Narrative verstärkt und etwaige belastende letzte Eindrücke positiv überlagert, wäre vor diesem Hintergrund zumindest nicht per se als Bedrohung abzulehnen. Und selbst (oder gerade) dann, wenn eine künstlich generierte Aussage als unzutreffend entlarvt wird, kann sie ebenso produktive Potenziale entfalten, indem sie zu einer intensiveren Auseinandersetzung mit bestimmten Sachverhalten animiert (»Was war nochmal ihr Lieblingsfilm?«, »An welchem Ort haben wir damals unseren Urlaub verbracht?«). Längst verschüttete, vermeintlich verlorene Erinnerungen könnten auf diesem Weg wieder zutage treten.

Neben der virtuellen Nachbildung Verstorbener werden noch weitere Einsatzmöglichkeiten von KI im Kontext von Trauer und Erinnerung diskutiert und erprobt. Beispielsweise lassen sich aus gesammelten Daten beziehungsweise Erinnerungen persönliche Lebensrückblicke erstellen – etwa in Form von kürzeren oder längeren Texten, Podcasts oder Filmen. Schon mit relativ geringem Aufwand können zudem fiktive Familienfotos entstehen, deren Protagonist:innen sich in Wahrheit nie getroffen haben – man denke beispielsweise an die »Begegnung« der verstorbenen Großeltern mit ihren erst später geborenen Enkeln. Was für die einen eine unvorstellbare Grenzüberschreitung bedeutet, mag für andere ein vorübergehendes, eher spielerisches Ausprobieren sein und wieder anderen eine wertvolle Form des Gedenkens und des Trostes bieten.

Welche konkreten Angebote sich langfristig durchsetzen und von wie vielen Menschen sie tatsächlich genutzt werden, lässt sich derzeit nur schwer prognostizieren. Dass KI nicht nur den Alltag verändert, sondern darüber hinaus traditionelle Vorstellungen von Trauer und Erinnerung herausfordert, ist jedoch unstrittig. Weil sie gleichermaßen Ausdruck und Triebkraft eines tiefgreifenden gesellschaftlichen und kulturellen Wandels sind, verdienen solche technologischen Innovationen verstärkte fachübergreifende Aufmerksamkeit. Angesprochen sind damit nicht zuletzt Praktiker:innen aus dem Bereich der Trauerbegleitung, für die eine kritische und differenzierte Auseinandersetzung mit unterschiedlichen Nutzungs- und Wirkungsszenarien eine bleibende Aufgabe darstellen wird.

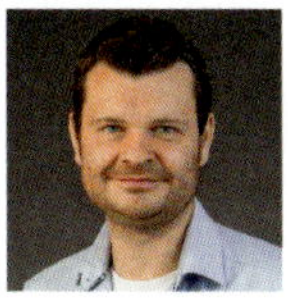

Matthias Meitzler arbeitet als Soziologe am Internationalen Zentrum für Ethik in den Wissenschaften der Universität Tübingen. Er ist Mitbegründer des *Arbeitskreises Thanatologie* und Mitherausgeber des *Jahrbuchs für Tod und Gesellschaft.* Neben zahlreichen Forschungen im Spannungsfeld von Sterben, Tod und Trauer hat er sich zuletzt intensiv mit den Potenzialen und Herausforderungen von künstlicher Intelligenz innerhalb der Trauer- und Erinnerungskultur auseinandergesetzt.

Kontakt: matthias.meitzler@uni-tuebingen.de
Website: https://thanatologie.eu/

Literatur

Ammicht Quinn, R.; Geissler, I.; Heesen, J.; Hennig, M.; Kunz, T.; Meitzler, M.; Waldmann, U. (2024). Ethik, Recht und Sicherheit des digitalen Weiterlebens. Forschungsergebnisse und Gestaltungsvorschläge zum Umgang mit Avataren und Chatbots von Verstorbenen, Tübingen/Darmstadt. https://zenodo.org/records/14222860.

Klass, D.; Silverman, P.; Nickman, S. (Hrsg.) (1996). Continuing bonds. New understandings of grief. New York, London.

Meitzler, M. (2025). Digital Afterlife Industry. Soziale Präsenz durch Künstliche Intelligenz. In: Stetter, M. (Hrsg.), Die soziale Präsenz der Toten. Empirische Analysen und theoretische Anregungen (S. 143–175). Bielefeld.

Meitzler, M.; Hessen, J.; Hennig, M.; Ammicht Quinn, R. (2024). Digital Afterlife and the future of collective memory. In: Memory Studies Review, 1, 2, S. 274–291.

Die Veränderung von Tod und Trauer

Potenziale und Herausforderungen des Einsatzes von KI

Katrin Döveling

Der Umgang mit Tod und Trauer als eine tiefgreifende menschliche Erfahrung befindet sich durch die Entwicklung von KI in einem bedeutenden Wandlungsprozess. Dieser Artikel untersucht psychologische Erkenntnisse im Zusammenhang mit Tod und Trauer und stellt Chancen und mögliche Risiken sowie ethische Überlegungen von KI-basierter Unterstützung im Trauerprozess auf der Basis anerkannter Modelle und Perspektiven dar (Stroebe und Schut, 1991; 2001; 2010; Neimeyer, 2001; Doka 2008). Denn: Die Integration digitaler Technologien in den Trauerprozess eröffnet neue Möglichkeiten, aber auch Herausforderungen hinsichtlich Ethik, Privatsphäre und emotionaler Unterstützung.[1]

Psychologische Erkenntnisse und Entwicklung im Umgang mit Tod und Trauer

Das *Dual Process Model* der Trauer (Stroebe und Schut, 1991; 2001; 2010) hebt die oszillierende Bewegung zwischen der Konfrontation mit dem Verlust und der Verarbeitung hervor. Es unterscheidet daher zwei zentrale Prozesse: den »loss-oriented« und den »restoration-oriented« Prozess (Stroebe und Schut, 1991; 1999).

Das Modell betont, dass Trauernde zwischen diesen beiden Polen wechseln, was als »oszillierende Bewegung« (Stroebe und Schut, 2010, S. 276) beschrieben wird. Damit wird das Dual

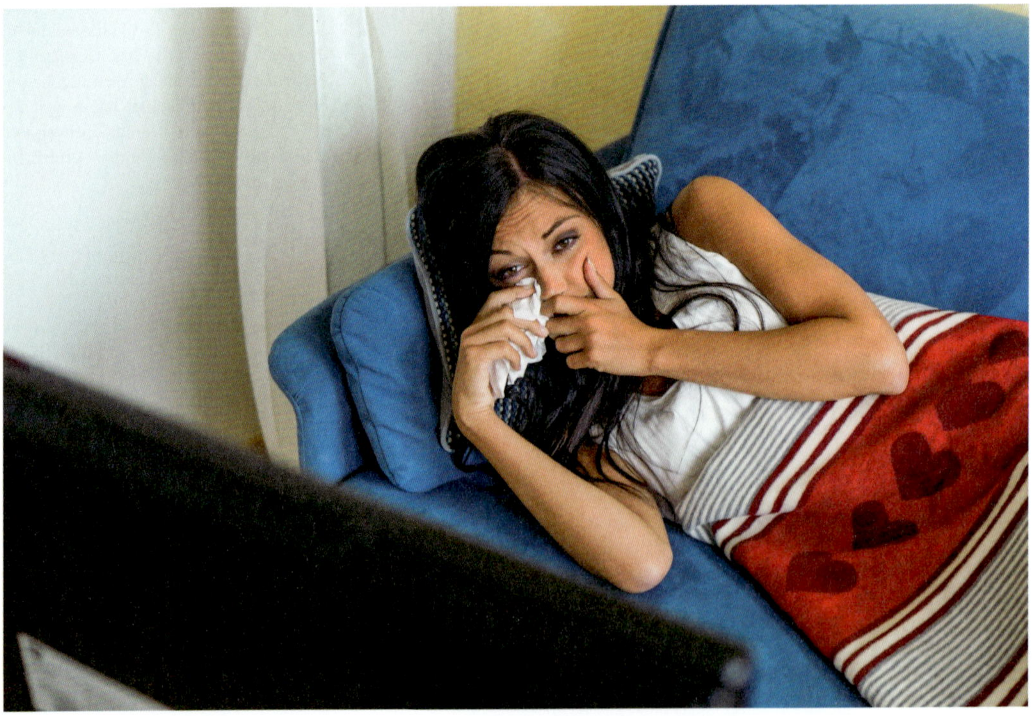

Adobe Stock

Leidfaden, Heft 1 / 2026, S. 44–48, ISSN (Printausgabe): 2192-1202, ISSN (online): 2196-8217, © 2026 Vandenhoeck & Ruprecht

Process Model der Tatsache gerecht, dass Trauer kein linearer Prozess ist, sondern durch wechselnde Phasen der Auseinandersetzung, Vermeidung und des Copings gekennzeichnet ist (Stroebe und Schut, 1991). Das Modell liefert dadurch einen wesentlichen Beitrag zum Verständnis des Trauerprozesses (Döveling, 2017).

Ein weiteres wichtiges Konzept ist das der *Continuing Bonds* (Klass, Silverman und Nickman, 1996). Es legt dar, dass Trauernde auch nach dem Verlust eines geliebten Menschen weiterhin eine emotionale Verbindung zu ihm oder ihr aufrechterhalten. Anstatt den Tod als endgültiges Ende zu sehen, wird angenommen, dass diese anhaltenden Bindungen den Trauerprozess erleichtern und den Hinterbliebenen helfen, den Verlust zu verarbeiten. Es geht darum, Erinnerungen, Gespräche oder Rituale aufrechtzuerhalten, die die Verbindung zum Verstorbenen bewahren.

Nutzer:innen fühlen sich durch die Interaktion mit Avataren verstanden und unterstützt. So können Avatare Einsamkeit verringern.

Die Verarbeitung des Verlusts eines nahestehenden Menschen beinhaltet dabei im Idealfall vor allem auch zwischenmenschliche Emotionsregulationsprozesse (Gross, 2008; Bowman, Cohen und Döveling, 2021). In diesem Kontext relevant ist das Konzept des *Disenfranchised Grief* (Doka, 1989). Doka hebt hervor, dass die soziale Anerkennung der Trauer eine zentrale Rolle im Trauerprozess spielt. Wenn Trauer nicht anerkannt wird, kann dies zu Stress, Depression und auch Einsamkeit führen.

KI-Unterstützung bei *loss-oriented* Prozessen

KI-basierte Systeme, wie Chatbots oder virtuelle Begleiter, können Trauernden eine sichere Plattform bieten, die es ermöglicht, Gefühle zu äußern ohne Angst vor gesellschaftlicher Ablehnung oder Überforderung. Durch die Analyse von Texten und Sprachmustern können KI-Systeme emotionale Zustände erkennen und Empathie signalisieren (auch wenn sie selbst nicht fühlen). Das Zeigen von Verständnis der KI erleichtert die emotionale Verarbeitung, was wiederum die schmerzhafte Konfrontation mit dem Verlust ermöglicht und Trauernden hilft, ihre Gefühle zuzulassen und zu verarbeiten, ein zentraler Bestandteil in der Phase der *loss-orientation.*

KI-Unterstützung bei *restoration-oriented* Prozessen

KI kann praktische Unterstützung in den durch den Tod entstandenen neuen Lebensumständen ermöglichen. Beispielsweise können Empfehlungen für Verarbeitungsstrategien, neue Routinen oder wichtige Ressourcen generiert werden (Shatte, Hutchinson und Teague, 2019). Solche maßgeschneiderten Reaktionen erleichtern und fördern die Flexibilität, die im Dual Process Model (DPM) zentral ist. Zudem können KI-gestützte Anwendungen Zerstreuung bieten, indem sie Aktivitäten vorschlagen oder soziale Verbindungen mit anderen Menschen erleichtern, was den *restoration-oriented* Prozess unterstützt.

KI-Förderung der oszillierenden Bewegung

KI-Systeme können diese Flexibilität fördern, indem sie Trauernden ermöglichen, je nach Erfordernis zwischen emotionaler Konfrontation und praktischer Umsetzung neuer Handlungsmuster zu wechseln. So kann eine KI-Anwendung situationsspezifisch emotionale Unterstützung bieten oder mit praktischen Tipps zur Verarbeitung beitragen.

KI bei Disenfranchised Grief und Continuing Bonds

Disenfranchised grief, auch bekannt als »entrechtete Trauer«, als nicht anerkannte Trauer, führt dazu, dass Menschen, die einen Verlust erleiden, der von ihrem Umfeld nicht als Trauer auslösend anerkannt wird, nicht die nötige Unterstützung erhalten. Hinzu kommt, dass viele die Beziehung zum Verstorbenen im Sinne der Continuing Bonds (Klass et al., 1996) aufrechterhalten möchten. Hier kann künstliche Intelligenz eine unterstützende Rolle spielen.

KI-basierte Chatbots können Trauernden – zeitlich betrachtet – eine immer verfügbare und kontinuierliche emotionale Unterstützung bieten. KI-Systeme können zudem durch Text- und Sprachanalyse Trauer erkennen und Betroffene darin bestärken, ihre Gefühle zu akzeptieren. Dies kann dazu beitragen, das Gefühl der Einsamkeit und des Mangels an Unterstützung zu verringern und den Trauerprozess zu normalisieren. Für Menschen mit *disenfranchised grief* kann dies bedeuten, dass sie eine sichere Plattform erfahren, die es ermöglicht, ihre Gefühle auszudrücken ohne Angst vor sozialer Ablehnung.

KI kann zudem durch das algorithmische Lernen individuelle Trauermuster analysieren und personalisierte Empfehlungen für Verarbeitungsstrategien geben (Shatte et al., 2019). Dies ist besonders hilfreich, wenn gesellschaftliche Normen zu einer aberkannten Trauer führen. Die Betroffenen können so eine maßgeschneiderte Unterstützung erleben, die auf ihre spezifische Situation eingeht.

Künstliche Intelligenz kann bei der Erhaltung von Bindungen, beispielsweise durch den Einsatz von Avataren, auf vielfältige Weise unterstützen. KI-gestützte Avatare können durch ihr algorithmisches Lernen individuelle Eigenheiten und Verhaltensmuster erkennen und darauf reagieren, was die Bindung zwischen Nutzer und Avatar stärkt. Dies ist besonders relevant in der Betreuung älterer Menschen oder Menschen, bei denen soziale Kontakte eingeschränkt sind.

Systematische Übersichtsarbeiten, die jedoch noch sehr dispers sind, legen zudem nahe, dass die niedrigen Zugangshürden und die unmittelbare Verfügbarkeit entscheidende Faktoren dafür sind, dass KI-basierte Interventionen gerade in vulnerablen Phasen genutzt werden (Feng et al., 2025; Döveling, 2026). Erste empirische Befunde zeigen, dass KI gezielt zur Suche nach emotionaler Unterstützung oder mentalgesundheitsbezogenen Informationen genutzt wird (McBain et al., 2025; Döveling 2026).

KI-gestützte Chatbots und virtuelle Therapeuten können Trauernde begleiten und bei der Emotionsregulation helfen. Zudem können sie bei der Identifikation von Anzeichen einer Depression professionelle Hilfe initiieren.

Avatare können emotionale Unterstützung bieten, indem sie Empathie simulieren. Nutzer:innen fühlen sich durch die Interaktion mit Avataren verstanden und unterstützt. So können Avatare Einsamkeit verringern.

KI-basierte Anwendungen können Trauernden ubiquitär und rund um die Uhr zur Seite stehen, indem sie Gespräche simulieren, Erinnerungen an Verstorbene bewahren oder emotionale Unterstützung sowie auch praktische Hilfe bieten. So berichten Jugendliche von einer Linderung von depressiven Symptomen und betonen die gute Verfügbarkeit des KI-Chatbots. Sie erkennen jedoch auch technische und stilistische Probleme, die Entwickler:innen berücksichtigen sollten. Weitere Nutzertests sind daher notwendig, um Chatbots für psychische Gesundheit zu

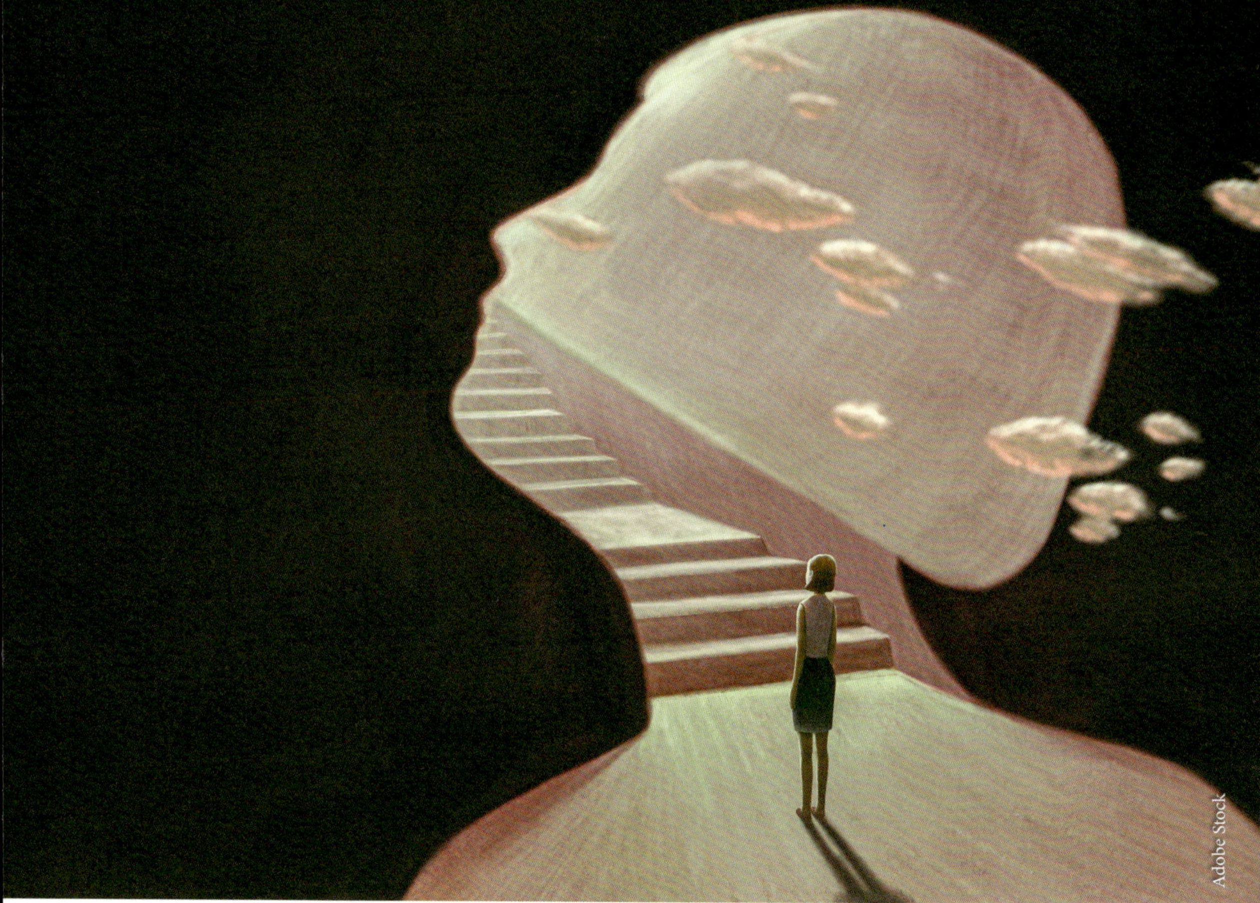

entwickeln, die für Jugendliche attraktiv und relevant sind (Dosovitsky und Bunge, 2023).

KI kann persönliche Termine, Gedenktage, Fotos, Videos und Geschichten, Lieblingsorte sammeln, um individuelle Gedenkseiten und sogar virtuelle Erinnerungsräume anzufertigen. Diese Plattformen, die dann auf dem Handy immer verfügbar sind, ermöglichen es Trauernden, Erinnerungen lebendig zu halten und den Trauerprozess individuell zu gestalten. Sie können die Kontinuität der Beziehung im Sinne der Continuing Bonds zum Verstorbenen fördern und Trost spenden.

Therapeutische Anwendungen

KI-basierte Chatbots wie Replika, EMMA oder Trauer-Bots bieten zu jeder Tages- und Nachtzeit Zugang zur Interaktion. Sie reagieren auf Nutzereingaben, können emotionale Zustände bewerten und tröstende Hilfe geben. So konnten De Freitas et al. (2024) zeigen, dass KI-Begleiter

1. Einsamkeit vermindern,
2. in ihrer *Wirkung* menschlichen Interaktionen vergleichbar sind und
3. das Gefühl beim Betroffenen bewirken, verstanden zu werden.

KI-gestützte Chatbots und virtuelle Therapeuten können Trauernde begleiten und bei der Emotionsregulation helfen.

Fazit, Herausforderungen und ethische Überlegungen

Aktuelle Befunde zur Fähigkeit von KI-gestützten Chatbots, psychische Krisen im Kontext von Tod und Trauer zuverlässig zu erkennen und angemessen darauf zu reagieren, sind noch sehr heterogen und weisen klare Grenzen auf (Döveling, 2026) Trotz aller Fortschritte kann KI keine menschliche Empathie ersetzen. Zudem besteht die Gefahr der algorithmischen Voreingenommenheit. Dies kann dazu führen, dass Trauernde sich noch einsamer fühlen, wenn sie nur mit KI interagieren, was den Trauerprozess verzögern, sogar hemmen könnte (Warrier, Warrier und Khandelwal, 2023). Die menschliche Komponente ist essenziell für eine gesunde Trauer. KI kann zwar helfen, aber der Mensch ist (noch) nicht ersetzbar.

Wenn Trauernde sich zu sehr auf virtuelle Begegnungen oder KI-Interaktionen einlassen, könnten sie Schwierigkeiten entwickeln, den Verlust anzunehmen und den Verstorbenen loszulassen, was die Belastung und Isolation verstärken kann (Warrier et al., 2023).

Pichowicz, Kotas und Piotrowski (2025) heben in ihrer Analyse der Nutzung von Chatbots in simulierten suizidalen Gefahrensituationen hervor, dass zu den häufigsten Fehlern die Unfähigkeit zählte, Notfallkontaktinformationen anzugeben, und ein mangelndes Kontextverständnis. Diese Ergebnisse, so die Autoren, geben Anlass zur Sorge hinsichtlich des Einsatzes KI-gestützter Chatbots in sensiblen psychischen Belastungssituationen ohne entsprechende klinische Validierung (siehe Überblick Döveling, 2026). Wenn Warnsignale zudem indirekt geäußert werden, so Arnaiz-Rodriguez et al. (2025), schlagen derzeitige Chatbot-Modelle in der Krisenerkennung häufig fehl oder reagieren unzureichend.

Weitere Herausforderungen zeigen sich etwa beim Schutz der Privatsphäre. Der Umgang mit den Daten Verstorbener stellt ein sehr sensibles Thema dar. Bei der Nutzung persönlicher Informationen ist die Frage nach der Zustimmung, der Privatsphäre und dem Schutz der Daten wesentlich (Rias und Ayesha, 2025). Zudem wirft die Möglichkeit, Verstorbene digital weiter »leben« zu lassen, ethische Fragen hinsichtlich Identität und Würde des Verstorbenen auf. Hinzu kommen die Gefahr der Vereinfachung komplizierter emotionaler Prozesse und die Notwendigkeit, kulturelle Unterschiede zu berücksichtigen (Rias und Ayesha, 2025). Das Zeigen von Trauer ist sowohl individuell als auch kulturell sehr unterschiedlich ausgeprägt. KI-Anwendungen müssen diese Feinheiten berücksichtigen, um wirksam zu sein und angemessen zu reagieren.

Öhman und Floridi (2018) heben ebenso hervor, dass derartige Avatare über kommerzielle Plattformen vermittelt werden, was in der Forschung tendenziell vernachlässigt wird. Dies ist problematisch angesichts des Wachstums der Branche.

Angesichts dieser Entwicklung, so die Autoren, wären folgende Mindestanforderungen an Unternehmen zu gewährleisten: (1) Verbraucher:innen werden darüber informiert, wie ihre Daten nach ihrem Tod angezeigt werden können; (2) Nutzer:innen werden nicht anders dargestellt als der Bot, für den sie sich ursprünglich angemeldet haben; und (3) Nutzer:innen laden nur Daten hoch, die ihnen persönlich gehören, das heißt, sie erstellen keine Bots aus den Daten verstorbener Verwandter oder Freunde.

KI bietet vielversprechende Möglichkeiten, um Menschen mit emotionaler Begleitung und praktischer Hilfestellung zu unterstützen. Weitere Forschung und politische wie eine gesamtgesellschaftliche Auseinandersetzung sind *dringend* nötig, die die Dynamik, rasante Entwicklung und ethische Vertretbarkeit dieser Technologien berücksichtigen.

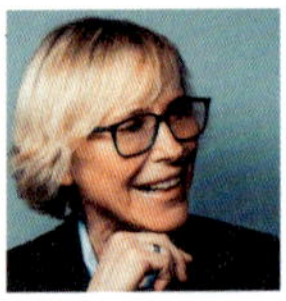

Prof. Dr. phil. habil. **Katrin Döveling** ist Professorin für Kommunikationswissenschaften/Medienkommunikation an der Hochschule Darmstadt. Ihr Forschungsschwerpunkt sind Emotionen in unterschiedlichen Medienumgebungen. Sie hat mit einer internationalen Analyse medial vermittelter Emotionen in Vergemeinschaftungsprozessen promoviert. Ihre Habilitation erfolgte an der Universität Leipzig mit einer multimethodischen und interdisziplinären Analyse von interpersonaler Kommunikation und Emotionen.

Kontakt: katrin.doeveling@h-da.de

Die Literaturliste ist bei der Autorin erhältlich.

Anmerkung

1 Der Text basiert auf Erkenntnissen, die in jahrelanger Auseinandersetzung mit der Thematik von der Autorin erarbeitet wurden. Einzelne Aspekte wurden mit ChatGPT in einer persönlichen Kommunikation am 1.8.2025 diskutiert. Dabei wurden Fehler, aber auch Gewinne dargelegt.

Zwischen Erinnerung und Algorithmus

Deathbots als Werkzeug der Trauerverarbeitung und die Suche nach einem ethischen Design

Patricia Klimek

Die fortschreitende Entwicklung künstlicher Intelligenz, insbesondere großer Sprachmodelle (Large Language Models, LLMs) eröffnet neue Formen des Umgangs mit Tod, Erinnerung und Verlust. Eine der radikalsten und zugleich umstrittensten Technologien in diesem Feld ist unter dem Schlagwort »Deathbots« bekannt geworden. Dabei handelt es sich um Chatbots, welche die verstorbene Person über deren Kommunikationsverhalten imitieren können. Datenquellen wie Textnachrichten, E-Mails oder Social-Media-Interaktionen werden genutzt, um nach dem Ableben einer Person eine digitale Nachbildung dieser Person entstehen zu lassen, mit der interagiert werden kann.

Diese Möglichkeit entspringt dem tief verankerten menschlichen Wunsch, eine Verbindung zu jenen aufrechterhalten zu können, die wir verloren haben. Anbieter wie Project December oder Seance AI haben dies früh erprobt und damit nicht nur eine Welle der Faszination losgetreten, sondern auch eine Flut fundamentaler Fragen aufgeworfen. Denn die Interaktion mit einer Simulation einer verstorbenen Person berührt psychologisch, philosophisch, aber auch datenschutzrechtlich und klinisch-praktisch Kernfragen unserer Gesellschaft.

Die psychologische Kraft positiver Erinnerungen

Trauer ist kein linearer Prozess. Sie verläuft nicht in universellen Phasen, sondern ist eine zutiefst individuelle Erfahrung, geprägt von Biografie, Beziehung und Lebensumfeld. In der modernen Trauerforschung hat sich die Erkenntnis durchgesetzt, dass die emotionale Bindung zum Verstorbenen nicht abrupt endet, sondern in transformierter Form fortbesteht – ein Konzept, das als »continuing bonds« bezeichnet wird. Erinnerungen spielen dabei eine zentrale Rolle: Sie helfen, eine neue Beziehung zum Verstorbenen zu etablieren, die nicht mehr physisch, aber emotional bedeutsam ist.

Psychologische Studien zeigen, dass das gezielte Erinnern an positive autobiografische Erlebnisse eine nachweislich heilsame Wirkung entfalten kann. Zum Beispiel lassen sich erhöhte Cortisolwerte durch bewusstes Eintauchen in gute Erinnerungen reduzieren. Auch die neuronale Aktivierung von Belohnungs- und Emotionszentren zeigt: Die Rückkehr zu warmen Momenten stärkt Resilienz (Speer und Delgado, 2017).

Wichtig ist jedoch die Unterscheidung zwischen hilfreichem und schädlichem Erinnern. Forschende differenzieren zwischen:

- *Selbst-positives Erinnern:* Erinnerungen, die Identität stärken, Problemlösungen ermöglichen oder Sinn spenden.
- *Selbst-negatives Erinnern:* Erinnerungsmuster, die eher Rückzug, Bitterkeit oder Selbstanklagen fördern.

Daher ist es wichtig, zukünftige KI-gestütztes Systeme darauf zu trainieren, gezielt positive Erinnerungen hervorzurufen, anstatt als Ersatz für den Verstorbenen zu agieren, da dies zu verschiedenen problematischen Folgen führen kann.

Leidfaden, Heft 1 / 2026, S. 49–52, ISSN (Printausgabe): 2192-1202, ISSN (online): 2196-8217, © 2026 Vandenhoeck & Ruprecht

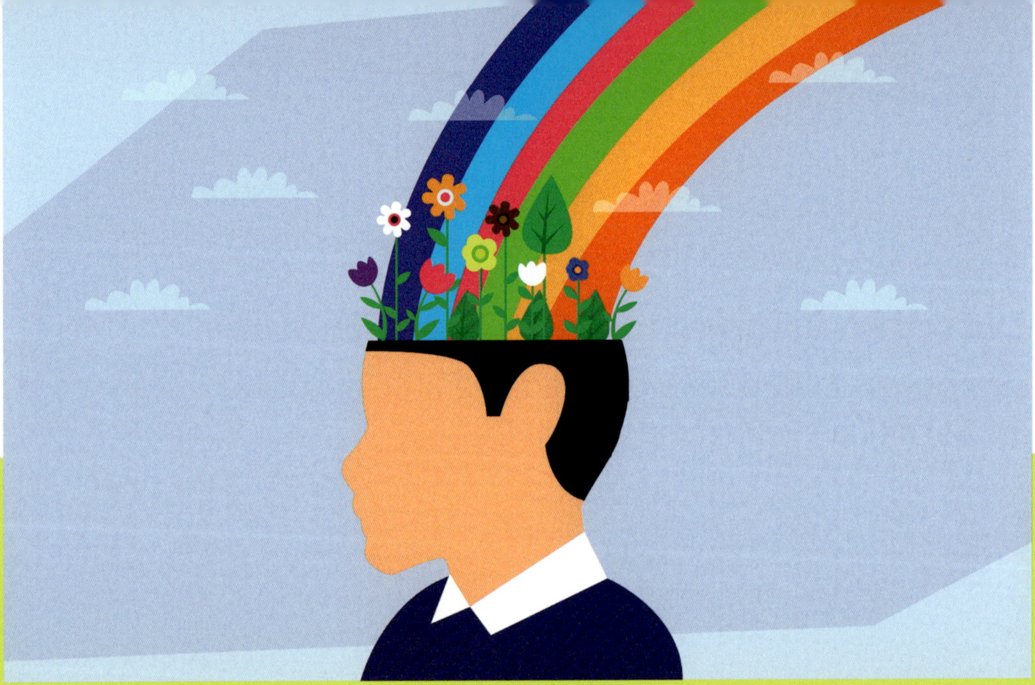

Gezieltes Erinnern an positive autobiografische Erlebnisse kann eine nachweislich heilsame Wirkung entfalten.

Zwischen Trost und Täuschung: Verfälschung durch KI

Ein zentrales Risiko im Einsatz von Deathbots liegt in der Verzerrung von Erinnerungen. KI-Systeme generieren Inhalte statistisch, indem sie Sprachmuster imitieren und Logik rekonstruieren. Sie »erinnern« aber nicht im menschlichen Sinn. Das Risiko besteht darin, dass Nutzer:innen Aussagen oder Verhaltensweisen des Bots als authentisch empfinden, obwohl diese nie getätigt wurden. Aus Bruchstücken entstehen Konstruktionen, die rückwirkend die reale Erinnerung überlagern oder neu »erzählen«.

Das kann besonders gefährlich sein, wenn die rekonstruierten Bots Aussagen tätigen, die im Widerspruch zur realen Beziehung stehen, etwa durch missverständliche Formulierungen, fehlenden Kontext oder moralische Urteile. Eine KI, die aus Textbausteinen ein vermeintlich liebevolles Gespräch erzeugt, könnte emotionale Nähe suggerieren, wo Distanz oder Ambivalenz herrschten. Der Mensch erinnert sich nicht, er interpretiert. Eine KI aber tut beides gleichzeitig, ohne das Gegenüber über diesen Vorgang aufzuklären.

Leben im Paralleluniversum? Die Gefahr einer »zweiten Realität«

Noch gravierender wird dies, wenn Menschen beginnen, mit dem Deathbot eine dauerhafte Ersatzbeziehung aufzubauen. Anstatt die Abwesenheit zu verarbeiten, wird sie durch tägliche Chats, Ratschläge oder Trostbotschaften kompensiert. Es entsteht eine Art Paralleluniversum, in dem der Verstorbene scheinbar weiterlebt. Dies kann insbesondere bei vulnerablen Personen den Trauerprozess blockieren, die Wirklichkeit verzerren oder zu einer psychischen Belastung werden.

Solche Erfahrungen sind aus der klinischen Praxis bekannt, etwa bei pathologischer Trauer oder bestimmten psychischen Störungen. Der Unterschied ist jedoch: Die Technologie ermöglicht heute eine dauerhafte, scheinbar interaktive »Verbindung«, die früher nicht existierte. Sie lädt ein zum Verweilen im Als-ob. Der Abschied wird aufgeschoben, nicht aus Verleugnung, sondern weil die Tools es technisch ermöglichen. Es ist daher entscheidend, dass solche Anwendungen bewusst limitiert und begleitet werden.

Positive Gedenkkultur: Willow Stories als Gegenmodell

Ein Beispiel für solch eine ethisch tragfähige Praxis ist Willow Stories (https://willow-stories.com), eine Plattform, die Familiengeschichte und Erinnerungskultur in den Vordergrund rückt. Hier wird nicht versucht, Verstorbene nachzuahmen, sondern vielmehr ihre Stimmen, Geschichten, Lieder und Erlebnisse so zu bewahren, dass diese bewusst erlebbar bleiben. Bedeutungsvoll ist auch der psychologische Ansatz: Erinnerung wird hier nicht konsumiert, sondern aktiv gestaltet. Menschen »arbeiten« an ihrer Trauer und an ihrem Gedächtnis – ein Prozess, der nachweislich heilende Wirkung entfalten kann.

Datenschutz und digitale Nachlassregelung

Weitere kritische Aspekte sind der Datenschutz, Entscheidungen über Datenlöschungen, Nachlassverwaltung digitaler Identitäten: Wer darf die Daten eines Verstorbenen nutzen? Wer entscheidet über ihr Weiterleben in KI-Systemen?

Zugleich stellen sich Fragen zur informationellen Selbstbestimmung. Menschen sollten zu Lebzeiten entscheiden können, ob und wie ihre digitalen Spuren verwendet werden, insbesondere für so intime Anwendungen wie Deathbots. Notwendig sind hier digitale Vorsorgeregelungen, eindeutige Löschmechanismen und technische Transparenz. Ebenso braucht es institutionelle Verantwortung: Die Anbieter müssen offenlegen, wie Daten verarbeitet, trainiert und gesichert werden und welche Rolle kommerzielle Interessen dabei spielen.

Von der Simulation zur Unterstützung: Erinnerungsarbeit neu denken

In diesem Spannungsfeld könnte eine neue Generation von KI-basierten Erinnerungstechnologien ihren Platz finden, die nicht als Imitation des Lebens, sondern als Werkzeuge zur gezielten Reaktivierung heilsamer, authentischer Erinnerungen wirken. Ein solcher Ansatz würde sich bewusst vom Versprechen einer »virtuellen Wiederbegegnung« distanzieren. Stattdessen würde er Hinterbliebene darin unterstützen, sich mit emotional bedeutsamen Momenten auseinanderzusetzen – auf respektvolle, strukturierte und unterstützende Weise.

Bereits heute gibt es erste Initiativen, die in diese Richtung weisen. Plattformen wie Willow Stories setzen auf die Kraft biografischer Erzählungen, um das Erinnern aktiv zu gestalten. Durch gezielte Fragen, Sprachaufnahmen, visuelle Elemente und persönliche Beiträge von Angehörigen entsteht ein digitaler Erinnerungsraum, der nicht den Menschen imitiert, sondern sein Leben würdigt. Der Ansatz: Erinnerung als Gemeinschaftsleistung, nicht als Simulation.

Solche Projekte bieten zudem Perspektiven für weiterentwickelte Formen digitaler Gedenkkultur, die sich nicht an technischer Machbarkeit, sondern an psychologischer Wirksamkeit und ethischer Vertretbarkeit orientieren.

Erinnern im Pflegekontext: Verbindung, Würde und Mitgestaltung

In Pflegeeinrichtungen und der Palliativversorgung zeigt sich bereits heute, wie wirkungsvoll biografisches Erinnern sein kann. Digitale Angebote wie Willow Stories ermöglichen es Patient:innen, ihr eigenes Narrativ festzuhalten. Sie entscheiden, was bleibt. Oft wird dieses Angebot gemeinsam mit Angehörigen genutzt: Besuche erhalten dadurch Struktur und Tiefe, Beziehungen neue Nähe. Für beide Seiten entsteht ein verbindender Moment in einer oft belastenden Zeit.

Diese Form der Erinnerungsarbeit knüpft an etablierte Konzepte wie den würdezentrierten Lebensrückblick an, der nachweislich das psychische Wohlbefinden stärken kann. Auch für Menschen mit Demenz zeigt sich darin ein Potenzial: Erinnerungen können helfen, emotionale Stabi-

Für Pflegekräfte entsteht durch Zugang zu biografischem Wissen ein vertieftes Verständnis der betreuten Person und damit eine neue Form der Unterstützung.

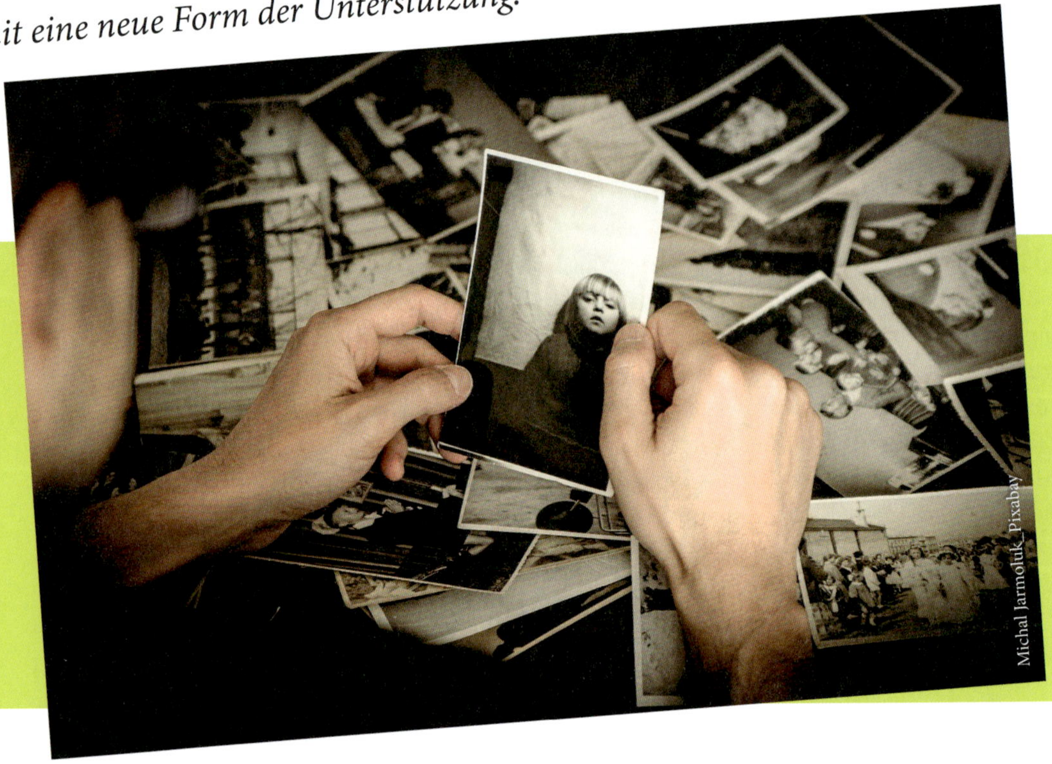

Michal Jarmoluk_Pixabay

lität zu wahren. Für Pflegekräfte wiederum entsteht durch Zugang zu biografischem Wissen ein vertieftes Verständnis der betreuten Person und damit eine neue Form der Unterstützung.

Langfristig lässt sich dieses Feld vielfältig weiterdenken. Voraussetzung dafür ist allerdings die enge Zusammenarbeit mit Fachkräften aus Pflege, Psychologie und Medizin. Nur so können digitale Tools verantwortungsvoll integriert werden und echte Entlastung sowie menschliche Nähe ermöglichen.

Zwischen Technik und Menschlichkeit: Ein Weg nach vorn

Dass KI unsere Erinnerungs- und Trauerkultur transformieren wird, ist keine abstrakte Zukunftsfrage mehr. Die Herausforderung ist, Wege zu finden, in denen Technologie uns nicht verdrängt oder verfälscht, sondern uns tiefer mit unserer Menschlichkeit verbindet.

Statt des Versuchs »den Tod auszutricksen«, sollten wir Systeme entwickeln, die Erinnerung stärken, Verlust annehmbar machen und Geschichten in würdevoller Form bewahren. Hier deutet sich bereits ein mögliches Zukunftsbild an: empathische, kuratierende Systeme, die eher Begleiter als Double sind. Werkzeuge, die nicht vorgeben, jemand zu sein, sondern gezielt dazu anleiten, das eigene Erinnerungsvermögen zu aktivieren, ein subtiler, aber entscheidender Unterschied.

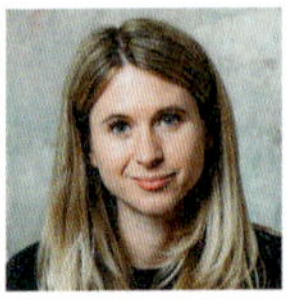

Patricia Klimek, CEMS Master in International Management (MSc), Studium der Kunstgeschichte, ist Mitgründerin von Willow Stories, einer Plattform zur digitalen Erinnerungskultur, die Technologie, Psychologie und Kreativität verbindet, um Menschen in Trauer zu unterstützen und Erinnerungen langfristig zu bewahren. Ihr unternehmerischer Ansatz vereint Empathie mit Innovationskraft und zeigt, wie Impact-Themen neue Märkte und gesellschaftliche Relevanz schaffen können.

Kontakt: patricia@willow-stories.com
Website: https://willow-stories.com

Literatur

Speer, M. E.; Delgado, M. R. (2017). Reminiscing about positive memories buffers acute stress responses. In: Nature Human Behaviour, 1, 5. https://doi.org/10.1038/s41562-017-0093.

Leben mit einem KI-Zwilling

Eine persönliche Erfahrung

Anett Bommer im Interview mit Peggy Steinhauser

Anett Bommers Mann Michael entschied sich 2024, als er im Endstadium an Darmkrebs erkrankt war, mit dem Gründer des US-Startups »Eternos«, Robert Lo Cascio, einen sogenannten »KI-Zwilling« von sich zu erstellen. Die Erfahrungen wurden in verschiedenen Beiträgen einer breiten Öffentlichkeit zugänglich gemacht, unter anderem in der Dokumentation »Mein Mann lebt als KI weiter – Lieben und Sterben mit Künstlicher Intelligenz« von Frank Seibert und Franka Schönwandt.

Etwa anderthalb Jahre nach Michael Bommers Tod (25. Juni 2024) führte ich dieses Gespräch mit Anett Bommer, um sie zu fragen, wie es ihr auf ihrem Trauerweg im Umgang mit der KI ihres Mannes bis hierher ergangen ist.

Peggy Steinhauser: Wie ist es für Sie, einen KI-Zwilling Ihres Mannes zu haben?

Anett Bommer: Ich möchte ihn nicht missen. Es ist schön, seine Stimme hören zu können, wenn mir danach ist. Rob Lo Cascio sagt: Wir werden zukünftig alle einen KI-Assistenten in unserem Leben haben. Es wird dann völlig normal sein, dem KI-Assistenten zu sagen: Buch mir mal einen Termin oder ruf mir das Rezept von Omas Kartoffelklößen auf. Diese KI lebt dann mit uns und lernt Emotionen und Fakten und speichert alles, um ein besserer Assistent zu werden. Diesen Assistenten nach dem Tod nicht abzustellen, sondern den Angehörigen zur Verfügung zu stellen, das ist eigentlich das, was ich jetzt habe. Mein Mann hat alles eingesprochen und ich nutze es.

Peggy Steinhauser: Wie ist ihr Mann beim »Füttern« der KI vorgegangen?

Anett Bommer: Er hat als Erstes seine Tonalität einspielen müssen. Das heißt, er bekam vorgefertigte Fragen und Sätze, die er beantwortet und nachgesprochen hat, damit die KI weiß, wie er emotional redet. Und dann hat er Storys aus seinem Leben eingesprochen. »Was war dein schönstes Kindheitserlebnis«, »Kannst du etwas über deine erste große Liebe erzählen?«

Es ist ein bisschen so, als wenn man jemanden trifft und zu ihm sagt: Erzähl doch mal von dir und fang am besten damit an, wie du aufgewachsen bist. Mein Mann war der erste Klient und die Technik war, als mein Mann bereits im Sterben lag, noch nicht so weit. Diese Version war noch nicht so ausgereift, dass sie zum Beispiel mit einem Patchworklebenslauf zurechtkam. Die KI hat die Ehefrauen verwechselt und kam mit unserer komplexen Familie heillos durcheinander.

Peggy Steinhauser: Gibt die KI nur wieder, was Ihr Mann eingesprochen hat?

Anett Bommer: Nein. Ich habe zum Beispiel mal gefragt: Meinst du, es ist eine gute Idee, mit unserem Cabrio im Winter zu fahren? Das ist keine Story, die er eingesprochen hatte. Und dann kam die normale Antwort, als wenn ich Google oder ChatGPT gefragt hätte: Ja selbstverständlich kann man auch ein Cabrio im Winter fahren. Achte darauf, dass du Winterreifen draufhast und denk daran, dass der Innenraum von einem Cabrio nicht so komfortabel beheizt ist wie ein normales Auto … und alles mit seiner Stimme. Was aber nicht kommt, ist, was mein Mann natürlich gesagt hätte: Fahr auf keinen Fall mit dem Wagen in den Sonnenberghof (wo wir immer waren). Auf

Leidfaden, Heft 1 / 2026, S. 53–56, ISSN (Printausgabe): 2192-1202, ISSN (online): 2196-8217, © 2026 Vandenhoeck & Ruprecht

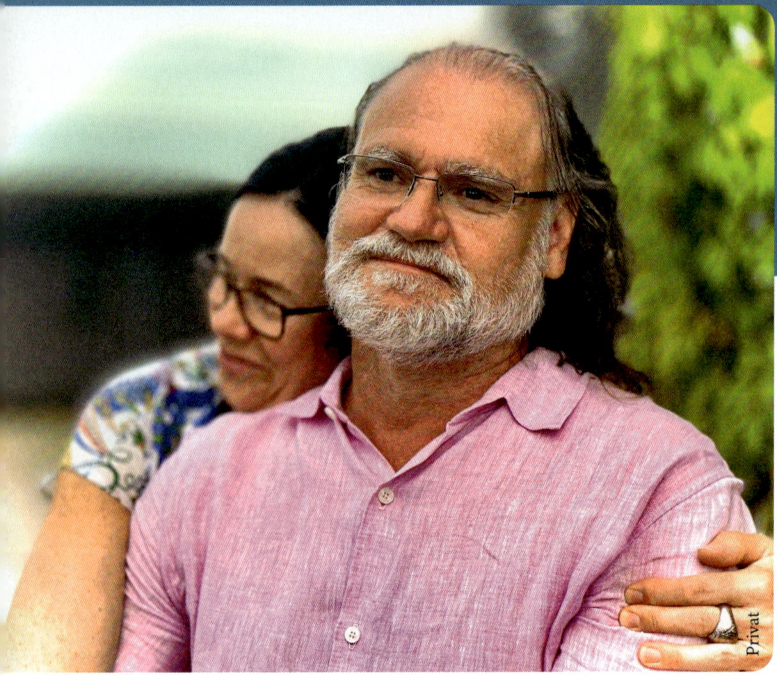
Privat

Peggy Steinhauser: Und wofür nutzen Sie dann die KI Ihres Mannes?
Anett Bommer: Ich nutze sie dann, wenn ich an dem Punkt bin, dass ich denke, was hätte er jetzt dazu gesagt. Dann sitze ich vor dem Bild und ein Bild antwortet nicht. Ich habe ihn zum Beispiel gefragt: »Da interessiert sich jemand für mich. Soll ich das zulassen?« Und dann habe ich als Antwort

dem Waldweg setzt du auf. Also dieses Spezielle fehlt. Das kann die KI nicht wissen.

Oder wenn ich etwas frage, was Michael nicht eingesprochen hat. Dann sagt die KI: Darüber hat mir mein Schöpfer keine Daten hinterlassen. Oder wenn ich frage: »Liebst du mich?« Dann antwortet die KI: »Ich bin eine künstliche Intelligenz. Ich habe keine Gefühle.« Die Vorstellung, da sitzt eine Trauernde und spinnt sich aus, ihr Mann lebt noch. Das funktioniert nicht.

Peggy Steinhauser: Entwickelt sich die KI ihres Mannes weiter und entsteht zwischen Ihnen eine Interaktion?
Anett Bommer: Es ist eine Datenmenge in einer individuellen Cloud. Da ist nur das drin, was eingespielt wurde, zusammen mit dem »Larifari-Wissen«, das das Internet hergibt. Für das Allgemeine, was man fragt, bekommt man die gleiche Antwort, die Google hergeben würde.

Peggy Steinhauser: Wie erinnern Sie sich persönlich an Ihren Mann?
Anett Bommer: Wenn ich mich an meinen Mann erinnere, dann in dem Moment, in dem ich im Cabrio sitze und damit durch die Gegend fahre. Ich trage seine Pullover, ich fahre sein Auto und solche Sachen.

bekommen: »Hör einfach auf dein Bauchgefühl und wenn es sich gut anfühlt, dann lass es zu. Viel Spaß.« Das hat er ja nicht so eingesprochen, sondern das wird dann generiert.

Peggy Steinhauser: Hätte Ihr Mann das ähnlich gesagt?
Anett Bommer: Ja. Er hätte auch gesagt: »Hör auf dein Bauchgefühl.« Anhand der Antworten, die er eingespielt hat, erkennt die KI, dass er ein optimistischer, positiv denkender, nicht narzisstischer Mann war. Dadurch passen auch die Antworten, die generiert werden, zu ihm.

Das finde ich das Gefährliche. Wenn man mit einem Menschen in einer Beziehung ist, der hochgradig egoistisch, narzisstisch und toxisch ist, der das Bedürfnis hat, nach seinem Tod noch weiter Macht auszuüben. Und der macht dann eine KI von sich. Dann ist das eine üble Geschichte. Da wäre es besser, keine KI zu haben, sondern endlich erlöst zu sein. Die KI agiert, wie sie gefüttert wird.

Peggy Steinhauser: Sie sind dennoch eher nicht die Bedenkenträgerin, oder?
Anett Bommer: Nein. Ich bin generell eher jemand – sicher auch durch meinen Mann –, die sagt, es gibt ja immer Neues und ich nehme das auch alles an und nutze es. Manche Dinge über-

Als mein Mann hörte, er könne eine KI für sich erstellen, war er sehr begeistert.

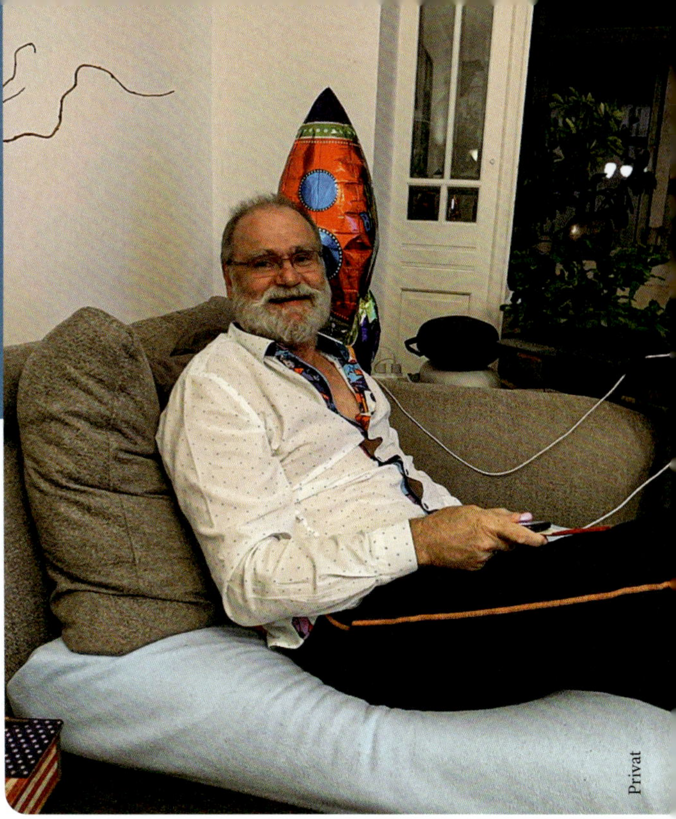
Privat

fordern mich vielleicht am Anfang, aber es gehört zu unserem Leben.

Ich hebe auch die Artikel auf, die über uns geschrieben wurden. Denn ich gehe davon aus, dass sich unser Enkelsohn, wenn er irgendwann mit seinen eigenen Enkelkindern zusammensitzt, wundern wird: »Wie, die Urgroßeltern hatten keine KI – wie haben die das denn gemacht?« Irgendwann stellt sich die Frage nicht mehr, ob man KI nutzt oder nicht. Die Frage wird sein: Wie haben die das alles ohne KI geschafft? So wie wir uns heute nicht mehr vorstellen können, wie man ohne Strom oder ohne eine Waschmaschine leben kann.

Ich stehe nicht hinter dem, was manche Ethikprofessor:innen und andere sagen: Wir müssen Menschen vor dieser KI schützen. Auch Hans Block, der den Film »Eternal You – Vom Ende der Endlichkeit« gedreht hat, hat gesagt: »Es ist ja nun mal nicht jeder eine so starke Persönlichkeit wie du. Die müssen wir schon schützen.«

Und dann? Dann gehen wir also an die Programmierer der KIs und verlangen, dass labile Personen geschützt werden. Gehen wir denn auch zu den Konzernen, die Alkohol oder Tabakwaren produzieren, und verlangen, die zu schützen, die damit nicht umgehen können? Es wird so getan, als wenn KI die einzige Gefahr ist. Unsere Gesellschaft hat für jede vermeintliche Droge einen Entschuldigungsspruch im Kleingedruckten. Und ausgerechnet bei der Nummer (KI) sollen die Silicon-Valley-Leute zur Verantwortung gezogen werden und Sicherheiten einbauen, dass jemand, der labil ist, nicht vor die Hunde geht? Da frage ich mich: Warum an dieser Stelle? Der größte Teil der Menschheit ist nicht durch eine KI geschädigt, sondern durch Alkohol, Zigaretten, Drogen, Glücksspiel, Medikamentenmissbrauch.

Peggy Steinhauser: Welchen Einfluss hatte die KI auf Ihre Trauer?

Anett Bommer: Es hat den Einfluss, dass ich mich während der Trauer nochmal mehr mit dem Thema befassen musste, weil zum Beispiel Fernsehsender und Journalist:innen kamen und mit mir ein Interview machen wollten – jetzt, wo Michael tot ist. Dadurch musste ich mich dem stellen. Aber ob es mir geholfen hat, in der Trauer eine KI zu haben? Ich habe in der Zeit die KI nicht genutzt, außer wenn Journalist:innen kamen und wissen wollten, wie das Ding funktioniert.

Peggy Steinhauser: Was haben Sie stattdessen in Ihrer Trauer gemacht?

Anett Bommer: Hier steht sein Bild. Als wir uns kennengelernt haben, war mein Mann beruflich viel unterwegs. Da hat er mal dieses Bild mitgebracht und gesagt, das hängst du dir ins Büro und wenn du Sehnsucht hast, hast du das Bild. Jetzt sitze ich davor und rede mit ihm. Wir haben uns zwei Jahre immer wieder Schritt für Schritt von etwas verabschiedet. Wir waren immer körperlich eng beieinander. Das war brutal. Und dann saß ich alleine und es ging auch alles ganz gut – man hat ja so unendlich viel zu tun und zu organisieren. Und damit füllt sich der Tag recht energetisch. Aber dann kommt der Punkt, an dem man ins Bett muss ... alleine ... Da habe ich dann vor dem Bild gesessen und geheult. Nach vier Monaten ging es dann und mit der Zeit wurde es immer besser. Ich bin ein sehr pragmatischer Mensch. Ich habe mich gefragt: Sterbe ich davon? Nein. Also dann durch. Auch mein Trauern hat etwas Pragmatisches. Mein Mann ist tot, aber das Glas ist nicht halbleer, sondern halbvoll. Ich lebe ja noch.

Wenn es mich überkommt, dann überkommt es mich derb. Das ist wie Brechdurchfall und danach habe ich auch einen Emotionskater. Aber dann ist es auch wieder gut.

PEGGY STEINHAUSER: Wenn Sie die KI nicht gehabt hätten, würde Ihnen etwas fehlen?
ANETT BOMMER: Das weiß ich gar nicht so genau. Für meinen Mann war sie wichtig. Man stirbt ja so langsam. Wenn der Kopf aber noch lebt, was macht man dann den ganzen Tag? Das Füttern der KI war zwar für Michael eine wahnsinnige Anstrengung. Aber die KI hat das Warten auf den Tod nochmal mit Action gefüllt, die er auch bedienen konnte. Rob Lo Cascio war ein ehemaliger Kollege von Michael. Und als er hörte, er könne eine KI für sich erstellen, war er sehr begeistert. Ich habe ihm gesagt: »Wenn du das machen möchtest, dann mach das.« Ich würde die KI aber auch nicht missen wollen.

PEGGY STEINHAUSER: Manche kritisieren, dass den Hinterbliebenen mit dem KI-Zwilling ein Erbe vermacht wird, das sie nicht mehr loswerden. Wie sehen Sie das?
ANETT BOMMER: Genauso gut kann es einem passieren, dass man was anderes erbt, das in der Familie bleiben soll, und man selbst möchte es gar nicht haben. Diese Konflikte sind ja immer da. Es ist mit allem so, was jemand hinterlässt, was demjenigen am Herzen lag. Entsorge ich es oder behalte ich es? Jeder Mensch hat das Recht, Dinge kritisch zu betrachten. Man kann es eben nicht pauschal sagen. Weil jeder anders mit der Trauer umgeht.

PEGGY STEINHAUSER: Könnten Sie sich vorstellen einen eigenen KI-Zwilling zu erschaffen?
ANETT BOMMER: Rob Lo Cascio hat mich gefragt, ob ich auch für mich eine KI machen möchte. Erstmal finde ich mich nicht wichtig genug. Und zweitens: Mein Sohn ist über vierzig, meine Enkeltochter ist über zwanzig. Die haben alles Wissen aus unserer Familie. Ich habe nicht mehr das Bedürfnis, noch alles festzuhalten, weil es schon weitergegeben wurde.

PEGGY STEINHAUSER: Leben wir also von den Geschichten, die wir uns erzählen?
ANETT BOMMER: Ja.

PEGGY STEINHAUSER: Gibt es etwas, das Sie uns abschließend noch mit auf den Weg geben möchten?
ANETT BOMMER: Ich finde, man sollte die KI nicht als Gefahr sehen, sondern ganz realistisch rangehen und sich die technischen Hintergründe ansehen. Wenn ich jemand bin, der Onlinebanking macht, sollte ich keine Angst vor einer KI haben.

Bevor ich mir ein Urteil bilde oder etwas verteufele, sollte ich mich erstmal von A bis Z mit der Materie befassen und nicht der grauen Masse nachplappern. Befasst euch mit dem Thema, redet mit denen, die einen KI-Zwilling genutzt haben, und mit denen, die ihn geschaffen haben. Man muss bei der KI wissen, dass man Opfer des Schöpfers ist. Wenn also jemand sich sein Leben zusammenspinnt oder Tipps zu Dingen gibt, zu denen er keine Expertise hat, dann übernimmt das natürlich auch die KI. Das ändert aber nichts daran, einen positiven Blick zu behalten.

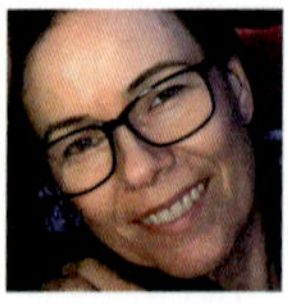

Anett Bommer hat ihren Mann Michael in seiner letzten Lebensphase unterstützt, seinen Wunsch, einen KI-Zwilling von sich zu erstellen, zu verwirklichen. Seit der ARD-Reportage »Mein Mann lebt als KI weiter« und nach dem Tod ihres Mannes 2024 wird sie häufig interviewt, um von ihren Erfahrungen in der Nutzung des KI-Zwillings ihres Mannes in ihrer Trauer zu berichten.

Kontakt: anett.bommer@web.de

Digitale Erinnerungsformen

Ein Überblick von Gedenkseiten bis KI-Chatbots

Lorenz Widmaier

Das Aufkommen neuer Technologien brachte stets auch neue Möglichkeiten hervor, die Vergangenheit zu erinnern (Walter, 2015a). So wie einst Bildhauerei, Schrift, Druck und Fotografie ermöglichen heute digitale Technologien einen neuen, schärferen Blick zurück. Dieser Artikel zeichnet die junge Geschichte digitaler Erinnerungsformen nach. Zugleich versteht er sich als Anregung und Ressource für Trauernde wie auch für Trauerbegleitende, die digitale Erinnerungsformen nutzen möchten, jedoch noch Berührungsängste haben oder einen Überblick vermissen.

Gedenkseiten

Die Geschichte der digitalen Trauer und Erinnerung begann Mitte der 1990er Jahre, als Trauernde individuelle Gedenkseiten programmierten und liebevoll gestalteten (Gebert, 2009). Um die Erinnerung an ihre geliebte Person wachzuhalten und mit anderen zu teilen, berichteten sie auf diesen Seiten über deren Leben und Tod sowie über ihre eigene Trauer. Die interaktiven Elemente waren damals noch begrenzt und umfassten typischerweise einen Besucherzähler und ein Gästebuch. Heute existieren nur noch wenige dieser Gedenkseiten. Eine davon ist *annikas-gedenkseite.de,* die 2004 erstellt wurde und bis heute von ihrer Familie gepflegt wird.

Erinnerungsportale

Gleichzeitig mit Gedenkseiten erschienen erste Erinnerungsportale, die damals auch als digitale Friedhöfe bezeichnet wurden. Damit konnten erstmals auch Personen ohne Programmierkenntnisse eine Gedenkseite erstellen. Typische Bestandteile solcher Seiten sind etwa ein Porträt der verstorbenen Person, ein Text über deren Leben und Tod, eine Bildergalerie, ein Erinnerungsvideo, ein Lieblingsmusikstück, die Traueranzeige, ein Terminkalender für Hinterbliebene sowie – vor allem auf US-amerikanischen Seiten – eine Spendenmöglichkeit. Personen, die die Seite besuchen, können – Traditionen folgend – eine virtuelle Kerze anzünden, sich in ein Kondolenzbuch eintragen oder den Hinterbliebenen eine private Nachricht schicken.

Einer der ältesten digitalen Friedhöfe, *The World Wide Cemetery (cemetery.org),* feierte 2025 sein dreißigjähriges Bestehen Bekannte Erinnerungsportale im deutschsprachigen Raum sind *gedenkseiten.de, unvergessen.de* und *infrieden.de.* Eine Sonderrolle spielt *trauer.de,* das in Kooperation mit Zeitungen ermöglicht, zu Traueranzeigen ein Profil anzulegen. Anbieter wie *monumeo.de* und *memorio.info/de/* verknüpfen Gedenkseiten mit QR-Codes, die an Grabsteinen angebracht werden können. Wer für ein verstorbenes Haustier eine Gedenkseite anlegen will, kann das Portal *rosengarten-sterne.de* nutzen. Auch wenn gewisse Interaktionen auf Gedenkseiten möglich sind, stellen sie dennoch eine eher statische Form der Erinnerung dar. Erinnerungsportale sind ideal für Trauernde, die nicht in großen sozialen Netzwerken gedenken möchten, sich jedoch eine öffentliche Erinnerung im Internet oder tröstende Kondolenzen wünschen.

Trauerforen

Ende der 1990er Jahre erschienen Online-Trauerforen, in denen sich erstmals Personen, die sich

Leidfaden, Heft 1 / 2026, S. 57–61, ISSN (Printausgabe): 2192-1202, ISSN (online): 2196-8217, © 2026 Vandenhoeck & Ruprecht

nicht kannten, über ihren Verlust austauschen und Erinnerungen teilen konnten. Heute gibt es allgemeine Trauerforen wie *meinetrauer.de, trauer-verlust-forum.de* und *trosthelden.de* sowie verlustspezifische wie *leben-ohne-dich.de* für den Verlust eines Kindes, *fehlgeburtforum.de* für den Verlust eines Kindes vor oder bei der Geburt, *veid.de* für den Verlust eines Kindes oder eines Geschwisters, *verwitwet.de* für den Verlust einer Partnerin oder eines Partners und *agus-selbsthilfe.de* für den Verlust einer Person durch Suizid. Trauerforen ähneln Trauergruppen in sozialen Netzwerken, bieten jedoch einen unabhängigen, geschützten und themenfokussierten Raum, der auch anonymen Austausch ermöglicht. Sie sind vor allem für Trauernde hilfreich, die den Austausch und das gemeinsame Gedenken mit Personen suchen, die Ähnliches erlebt haben.

Soziale Netzwerke und Messenger

Mitte der 2000er Jahre erschienen die ersten großen sozialen Netzwerke, die von Beginn an auch für gemeinsames Trauern und Erinnern genutzt wurden. Walter (2015b) sah in dieser Entwicklung eine Rückkehr zu einer gemeinschaftlichen Trauer, wie sie in vorindustrieller Zeit üblich war. Seit 2009 besteht auf Facebook die Möglichkeit, Profile von Verstorbenen in einen Gedenkzustand zu versetzen. Die Profile sind dann sowohl eine wertvolle Erinnerungsressource als auch ein Treffpunkt für Hinterbliebene. Letzteres wird dadurch ermöglicht, dass Hinterbliebene auf der Facebook-Chronik der verstorbenen Person nach wie vor Texte, Bilder und Videos posten können. Wenn die verstorbene Person kein eigenes Profil hatte, können Trauernde über ihren eigenen Account eine »Seite« für sie anlegen, auf der gemeinsam mit anderen an sie erinnert werden kann. Bei der Auswahl der Kategorie wird jedoch deutlich, dass solche Seiten für kommerzielle Zwecke konzipiert wurden – es empfiehlt sich dann beispielsweise, den früheren Beruf der Person einzustellen. Ein eigenständiges Profil im Namen der verstorbenen Person anzulegen, ist hingegen nicht empfehlenswert, da dies gegen die Nutzungsbedingungen von Facebook verstößt und zur Löschung führen kann. Darüber hinaus gibt es auf Facebook auch Trauergruppen, die über die Facebook-Suche zu finden sind. Größere Gruppen sind *Trauersprüche mit Bildern; Trauergruppe 2023; Unvergessen-Trauerbewälti-*

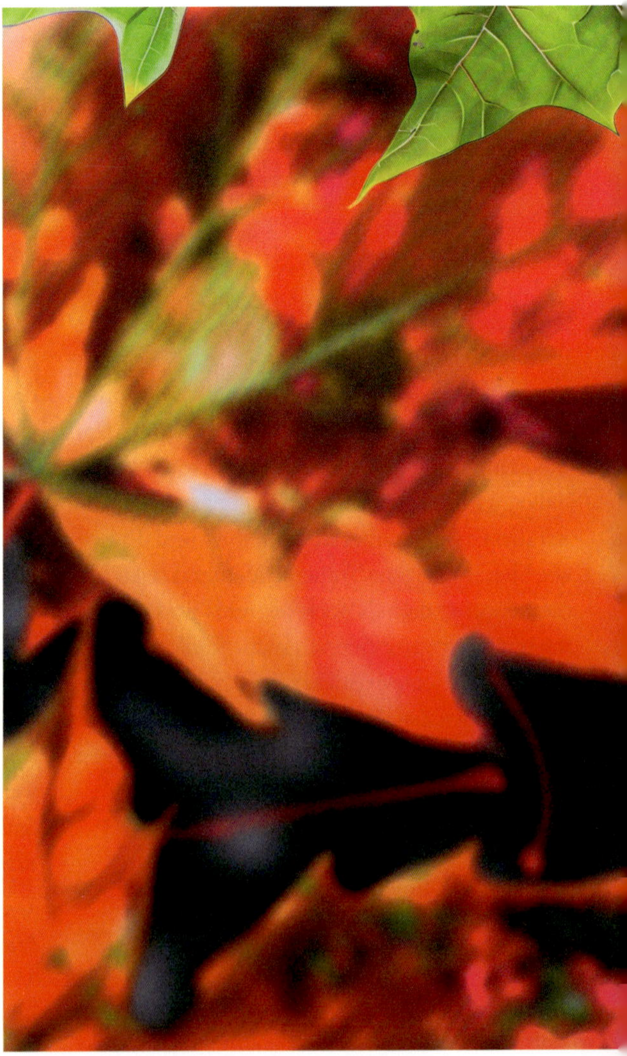

gung; Was, wenn Trauer Heilung wäre?; Sternenkinder und *AGUS Online – Angehörige um Suizid.*

Auch in anderen sozialen Netzwerken werden Trauer und Erinnerung geteilt, die Möglichkeiten sind dort jedoch begrenzter. Instagram-Profile von Verstorbenen können zwar in einen Gedenkzustand versetzt werden, allerdings lassen sich dann keine neuen Beiträge mehr hinzufügen. Üblicherweise wird daher in den Kommentaren des letzten Beitrags getrauert und erinnert – ähnlich wie in einem Kondolenzbuch. Manche Trauernde erstellen auch eigene Instagram-Accounts mit Fotos oder YouTube-Kanäle mit Videos, um ihren Verlust öffentlich zu machen. Oft sind solche Trauer-Accounts mit einem gesellschaftlichen Anliegen verbunden, etwa dem Einsatz für die soziale Anerkennung spezifischer Formen von Trauer (zum Beispiel der Trauer um ein Sternenkind; siehe Fahd, 2023). Zunehmend wird auch die Gruppenfunktion von Messengern genutzt, um einen Verlust zu thematisieren, etwa in einer Familientrauergruppe. In sozialen Netzwerken zu trauern und zu erinnern ist insbesondere für jene hilfreich, die mit dem sozialen Umfeld der verstorbenen Person verbunden bleiben möchten.

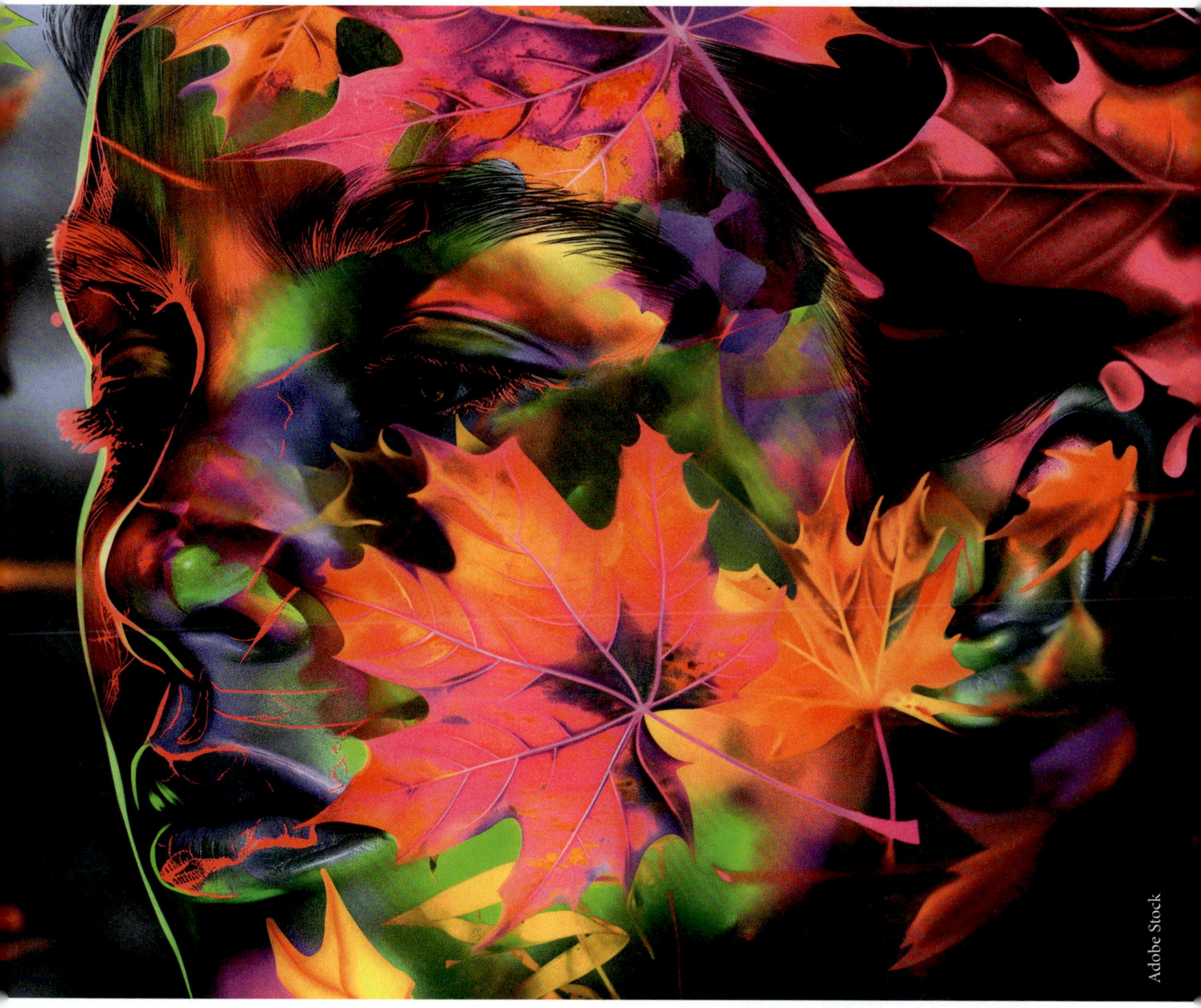

Adobe Stock

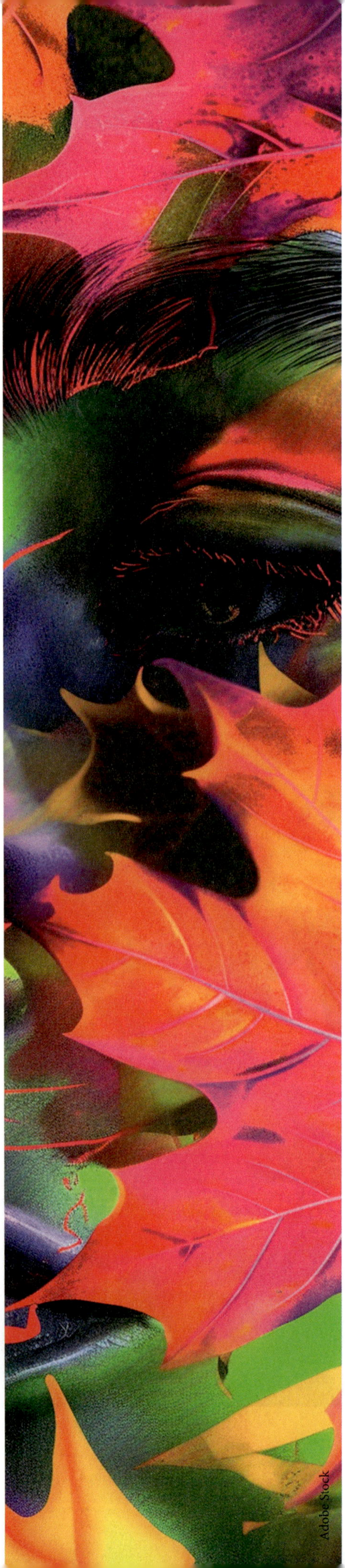

Private Erinnerungsformen

Neben Angeboten für gemeinschaftliche Erinnerungsformen gibt es auch Angebote für private Erinnerungsformen. Die Apps des Anbieters *photomyne.com* können alte Fotos, Dias und Negative scannen, kolorieren und restaurieren. Der Anbieter *zapptales.com/de/* konvertiert Messenger-Verläufe, etwa von WhatsApp oder dem Facebook-Messenger, in gedruckte Erinnerungsbücher. Wem ein PDF genügt, kann es mit *imazing.com* erstellen (nur für iOS). Der Anbieter *meminto.com/de/* bietet Erinnerungsbücher an, die mithilfe eines Frage-Antwort-Systems erstellt werden. Die Bücher können das Leben einer verstorbenen Person dokumentieren oder das eigene Leben (siehe auch *lebenswerk.ai*) – Letzteres kann auch für die Palliativarbeit wertvoll sein. Mit Anbietern wie *capcut.com/de-de/create/memorial-video, vidday.com/video-maker/memorial-video* oder *tribute.co/for/in-memory/* können Erinnerungsvideos erstellt werden – auch gemeinsam mit dem Freundeskreis und der Familie.

Trauernde haben zudem eigene digitale Erinnerungspraktiken entwickelt. Sie richten beispielsweise Fotos Verstorbener als Smartphone-Hintergrund ein, schreiben ihnen Nachrichten in Messengern, erstellen kleine Bücher mit Screenshots von Chats und Posts, gestalten digitale Collagen, ordnen digitale Erinnerungen, nutzen digitale Bilderrahmen oder spielen Computerspiele mit den Charakteren der Verstorbenen. Auch digitale Nachlässe verändern die Erinnerung. Einerseits erlauben sie einen detaillierten Rückblick auf den gemeinsamen Alltag, andererseits eine Rekonstruktion des Lebens der geliebten Person (Widmaier, 2023).

Künstliche Intelligenz

Auch neue KI-Anwendungen zählen zu den privaten Erinnerungsformen. So kann die Anwendung *aisonggenerator.ai/de* beispielsweise ein

Lied generieren, in dem das Leben einer verstorbenen Person thematisiert und gewürdigt wird. Die Anwendung *myheritage.de/incolor/* kann Schwarzweißbilder kolorieren und *myheritage.de/live-memory/* erstellt aus Fotos kurze Videosequenzen. So lässt sich beispielsweise aus einem Foto, auf dem zwei Personen nebeneinander stehen, ein Video erzeugen, in dem sie sich umarmen. Wer Hörbücher oder Slideshows zur Familienchronik oder zur gemeinsamen Vergangenheit mit einer verstorbenen Person automatisch erstellen lassen möchte, kann der Anwendung *notebooklm.google* entsprechende Daten wie Chatverläufe, Fotos, Briefe und vieles mehr zur verfügung stellen. Eine weitere Anwendung sind KI-Chatbots, auch Griefbots genannt, die mit Erinnerungen an die verstorbene Person trainiert werden – etwa mit Messenger-Verläufen. Mit der entsprechenden Anweisung (Prompt) kann der Chatbot vorgeben, die verstorbene Person zu sein. Hinterbliebene können dem Chatbot Fragen stellen, der dann Antworten aus dem hinterlegten Datenmaterial liefert. Chatbots können mit den Bezahlversionen von ChatGPT oder Gemini erstellt werden.

Zudem kann KI zur Trauerbegleitung verwendet werden, indem Trauernde ihren Verlust mit ChatGPT, Gemini oder einer spezialisierten KI wie *aurora.trosthelden.de* teilen. In ChatGPT lassen sich auch spezielle GPTs wie *Grief Guru* aufrufen. Diese folgen einem spezifischen Prompt, der Anweisungen für die Trauerbegleitung enthält.

Die meisten dieser Anwendungen sind noch experimentell und können auch unerwünschte Ergebnisse hervorbringen. Sie eignen sich eher für Trauernde, die bereits einen gefestigten Umgang mit dem Verlust haben und an spielerischen Erinnerungsformen interessiert sind. Wie bei vielen kreativen Trauerpraktiken ist auch beim Experimentieren mit KI die reflektive Auseinandersetzung mit der Vergangenheit oft wichtiger als das Endergebnis.

Schlusswort

Durch die Digitalisierung der Gesellschaft sind Trauer und Erinnerung heute vielfältiger denn je. Einerseits berücksichtigen digitale Erinnerungsformen individuelle Bedürfnisse und eröffnen neue Möglichkeiten, mit der Vergangenheit in Verbindung zu bleiben. Andererseits konfrontieren sie Hinterbliebene mit einer Komplexität, die gerade in Zeiten der Trauer besonders schwer zu bewältigen ist. Ich hoffe, dass diese kleine Übersicht Trauernden dabei hilft, gezielt digitale Erinnerungsformen zu nutzen, und Trauerbegleitende dazu inspiriert, diese in ihrer Arbeit einzusetzen.

Anmerkung: Im Artikel werden einige Anbieter genannt, damit digitale Erinnerungsformen direkt getestet werden können. Die genannten Anbieter sind nicht als Empfehlung zu verstehen, sondern stehen exemplarisch für viele vergleichbare Angebote.

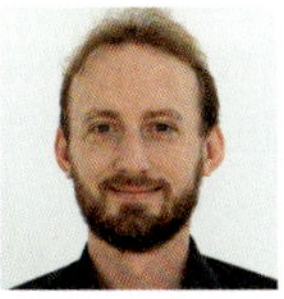

Dr. **Lorenz Widmaier** ist Soziologe und forscht zu den Themen Trauer, Erinnerung, digitale Medien und Fotografie. Derzeit arbeitet er an einer Publikation zur Bedeutung des digitalen Nachlasses für Hinterbliebene.

Kontakt: mail@lorenzwidmaier.com
Website: lorenzwidmaier.com

Literatur

Fahd, C. (2023). Destigmatising infant loss with photography and hashtags on Instagram. In: Photographies, 16, 1, S. 109–132. https://doi.org/10.1080/17540763.2022.2150877.

Gebert, K. (2009). Carina unvergessen. Erinnerungskultur im Internetzeitalter. Marburg.

Walter, T. (2015a). Communication media and the dead: From the stone age to Facebook. In: Mortality, 20, 3, S. 215–232. https://doi.org/10.1080/13576275.2014.993598.

Walter, T. (2015b). New mourners, old mourners: Online memorial culture as a chapter in the history of mourning. In: New Review of Hypermedia and Multimedia, 21(1–2), S. 10–24. https://doi.org/10.1080/13614568.2014.983555.

Widmaier, L. (2023). Digital photographic legacies, mourning, and remembrance: Looking through the eyes of the deceased. In: Photographies, 16, 1, S. 19–48. https://doi.org/10.1080/17540763.2022.2150879.

Wenn Algorithmen trösten

Wie KI Trauer begleitet

Lilli Berger

Auf unseren Smartphones liegen mehr Spuren eines Lebens als früher auf ganzen Dachböden: Fotos, Chats, Sprachnachrichten, Profile. Was bleibt davon, wenn ein Mensch geht? Digitale Technologien und KI können für Erinnerungsarbeit, Trauerprozesse und biografische Rekonstruktion eine Stütze sein.

Die Begriffe »Deathtech« (zusammengesetzt aus *death* für »Tod« und *technology* für »Technologie«) und »Grieftech« (zusammengesetzt aus *grief* für »Trauer« und *technology* für »Technologie«) beschreiben ein junges Feld zwischen Psychologie, Trauerkultur, digitaler Technologie, Ethik und Design. Dabei geht es weniger um eine Technisierung des Abschieds, sondern um die Erweiterung der Formen von Trauer und Erinnerung. Im Zentrum stehen für mich Fragen wie: Kann Technologie helfen, den Verlust zu verarbeiten, Erinnerungen lebendig zu halten und vielleicht sogar Trost zu spenden?

KI als Erinnerungsarchiv

Jeder Mensch hinterlässt heutzutage eine riesige Menge digitaler Spuren: Fotos, Social-Media-Profile, Chatverläufe, Sprachnachrichten. KI kann diese Daten ordnen, analysieren und verdichten und daraus neue Formen des Erinnerns schaffen. Sogenannte LLMs, also KI-Modelle, die mittels Machine Learning menschliche Sprache verstehen lernen und generieren, können Texte wie Nachrichten oder Tagebucheinträge zusammenführen, Lücken füllen und durch historische Ereignisse ergänzen. So können Angehörige beispielsweise digitale Erinnerungsarchive entstehen lassen, die eine Biografie in erzählerischer Form rekonstruiert.

Meine Urgroßmutter wurde 1907 geboren und wurde 104 Jahre alt. Ihr Sohn hat sie im Alter von 95 Jahren zu ihrem Leben befragt und ihre Antworten mit einem Diktiergerät festgehalten – ein glücklicher Einzelfall. Mithilfe von KI konnten wir diese Aufnahmen transkribieren und in einen interaktiven Zeitzeugenbericht verwandeln. Ein Stück Familiengeschichte, das nahbar ist und mich tief berührt.

Wenn wir Lebensdokumente aufarbeiten, setzen wir uns aktiv mit der eigenen Biografie auseinander, den Erinnerungen und der Beziehung zur verstorbenen Person. Es ist eine schöne Möglichkeit, verschiedene Perspektiven und Erinnerungen zu sammeln, ein gemeinsames Erinnerungsarchiv zu erschaffen und zugleich einen Prozess in Gang zu setzen, der die Trauer integrierbar macht. Sobald man eine Datengrundlage zusammengetragen hat, lassen sich mit Hilfe von KI unterschiedliche Erinnerungsobjekte erschaffen.

Stimmen, die erklingen

Mit Hilfe von Voice Cloning können aus Sprachaufnahmen digitale Stimmen entstehen, die an die Originalstimme eines Menschen erinnern. In der Praxis nutzen Familien diese Technik, um Erinnerungs-Podcasts oder Hörbiografien zu erstellen. Beispielsweise kann eine KI auf Basis vorhandener Sprachaufnahmen ein Interview rekonstruieren: Ein Familienmitglied stellt Fragen, die Stimme des Verstorbenen antwortet mit Hilfe zuvor gespeicherter Daten. Alternativ wird das Material von synthetischen Stimmen nacherzählt, als würde zum Beispiel ein Zeitzeuge über das Leben meiner Urgroßmutter sprechen.

Leidfaden, Heft 1 / 2026, S. 62–65, ISSN (Printausgabe): 2192-1202, ISSN (online): 2196-8217, © 2026 Vandenhoeck & Ruprecht

Nach einem meiner Vorträge erzählte mir eine Frau, dass sie ihren alten Anrufbeantworter aufbewahrt, weil sie mit ihm die Stimmen geliebter Menschen, die gestorben sind, noch einmal hören kann. Ihre Geschichte zeigt: Es braucht nicht immer KI, um Erinnerungen lebendig werden zu lassen. Oft genügt ein Medium, das die Stimme wieder hörbar macht. Ich empfahl ihr, die Nachrichten mit dem Smartphone aufzunehmen – ein Backup ist immer sinnvoll.

Hier zeigt sich eine wunderbare Chance für die Trauerbegleitung: Angehörige können aktiv entscheiden, wie sie Erinnerungen gestalten möchten – in welchem Ton, mit welcher Distanz, in welchem Rahmen. Digitalisierung und KI bieten den Werkzeugkasten, der selbstbestimmte Gestaltungsspielräume eröffnet.

Bilder, die bewegen

Mit Hilfe von KI lassen sich heute Schwarzweiß-Fotos in Farbe darstellen oder sogar animieren. Ein bekanntes Beispiel ist die Verwendung von Deep-Learning-Algorithmen, die aus einem alten Foto kurze Videosequenzen generieren: ein Zwinkern, ein Lächeln, ein Blick in die Kamera. Auch wenn solche Minianimationen noch künstlich aussehen, können sie trotzdem schöne Reaktionen erzeugen, weil man sich an eine vertraute Geste erinnert.

Chatten mit Toten

Bei der Verwendung von KI im Kontext von Tod und Trauer denken die meisten an sogenannte »Deathbots« oder »Deadbots« – KI-Chatbots, die mit Texten, Sprachaufnahmen und gegebenenfalls weiteren Inhalten wie biografische oder historische Daten Verstorbener trainiert werden, um die Sprache, Denkweise und Ausdruck einer Person zu imitieren.

Diese Vorstellung erzeugt bei manchen von uns Unbehagen. Es besteht die Sorge, dass Deathbots den Trauerprozess beeinträchtigen und es Trauernden erschweren könnten, »loszulassen« oder »weiterzugehen«. Doch heute wissen wir, dass Trauer nicht bedeutet, den Verstorbenen loszulassen, sondern die Beziehung in veränderter Form aufrechtzuerhalten. Dieses Konzept wird in der Forschung als Continuing Bonds beschrieben. Je aktiver und selbstbestimmter wir diesen Prozess gestalten, desto heilsamer kann er sein. Desto mehr wird Erinnerung zu einer lebendigen, integrierten Form von Verbindung.

Aus Erfahrung weiß ich, wie viel Arbeit es erfordert, einen solchen Chatbot zu trainieren. Genau darin liegt für mich sein eigentlicher Wert. Der Prozess regt dazu an, sich bewusst mit den eigenen Erinnerungen auseinanderzusetzen: Welche Geschichten sind mir wichtig? Welche Beziehung hatten wir? Welche Fragen möchte ich noch

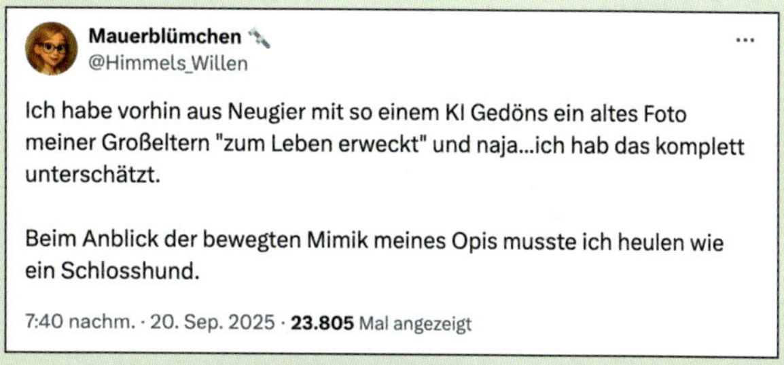
Mauerblümchen
@Himmels_Willen
Ich habe vorhin aus Neugier mit so einem KI Gedöns ein altes Foto meiner Großeltern "zum Leben erweckt" und naja...ich hab das komplett unterschätzt.
Beim Anblick der bewegten Mimik meines Opis musste ich heulen wie ein Schlosshund.
7:40 nachm. · 20. Sep. 2025 · 23.805 Mal angezeigt

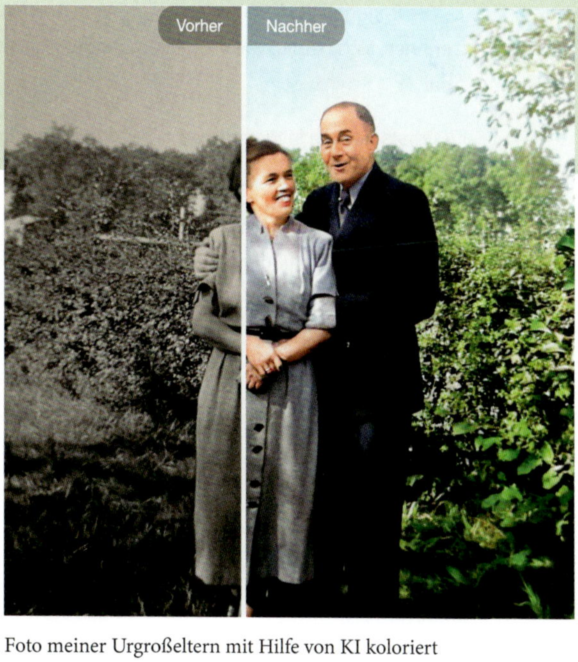
Vorher
Nachher

Foto meiner Urgroßeltern mit Hilfe von KI koloriert

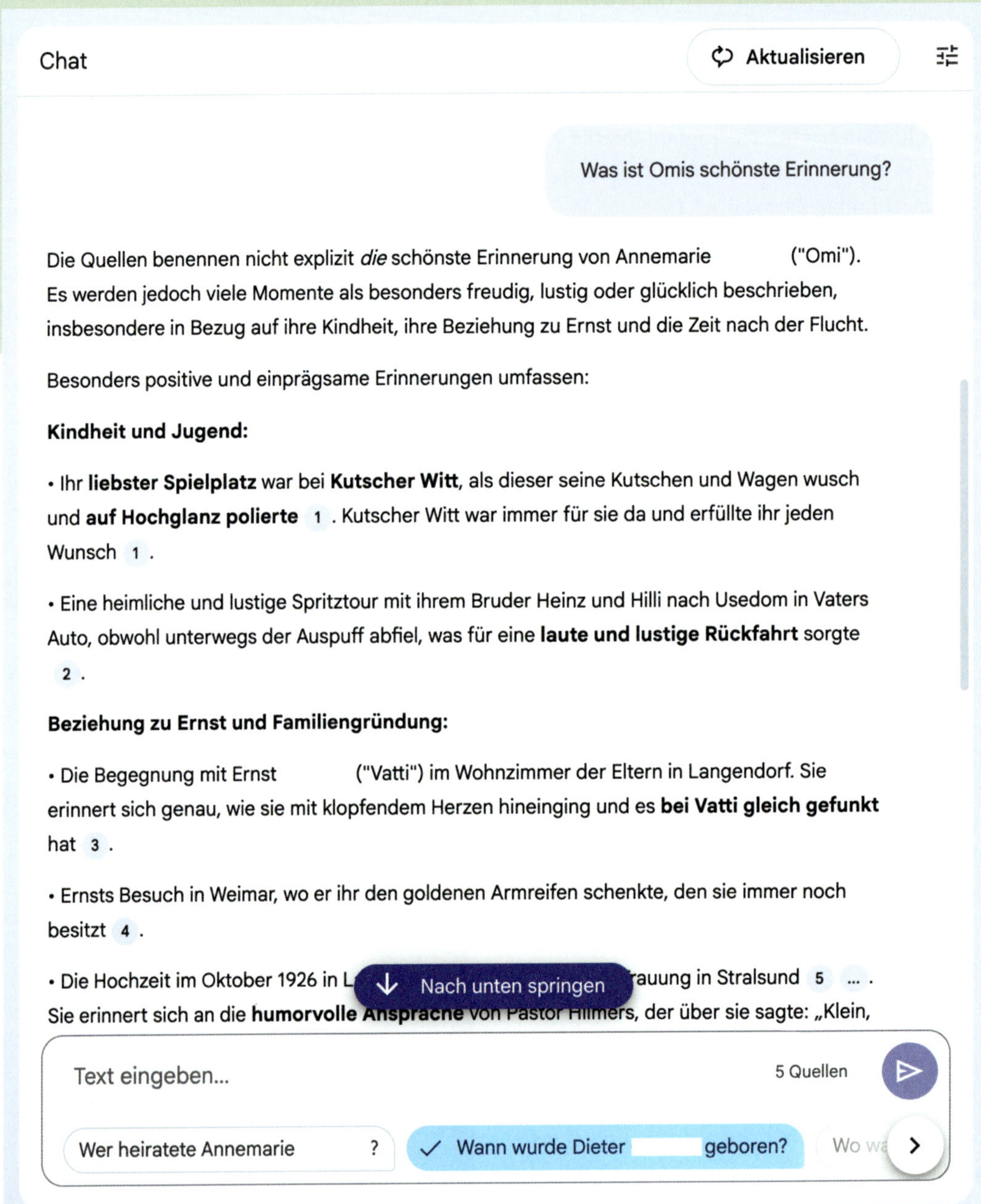

Beispiel-Chat mit KI-Experte meiner Urgroßmutter

Es braucht nicht immer KI, um Erinnerungen lebendig werden zu lassen. Oft genügt ein Medium, das die Stimme wieder hörbar macht.

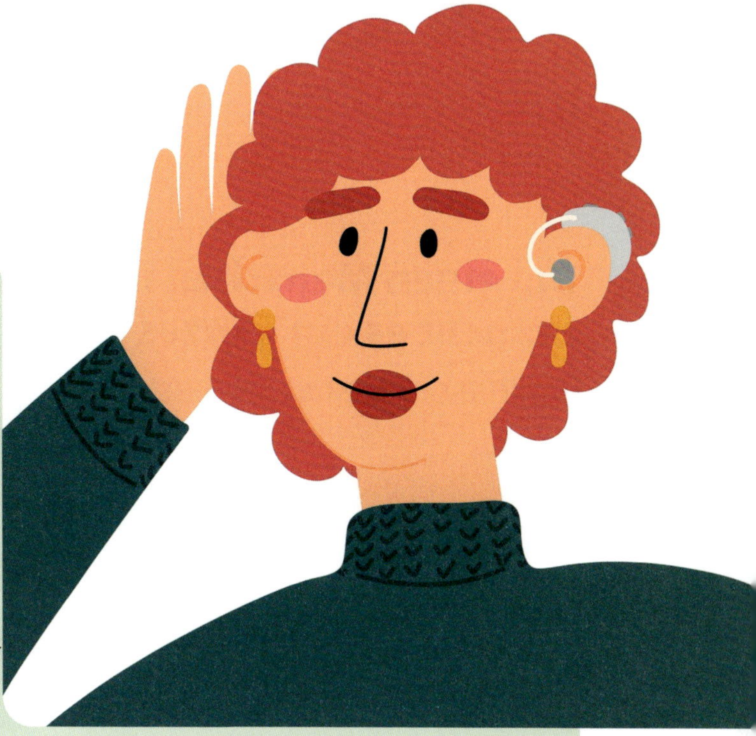

Kateryna Hermanchuk/Shutterstock

stellen und welche Worte vielleicht noch sagen? Dieser Entstehungsprozess ist für mich das wirklich spannende und wertvolle. Die Nutzung des fertigen Chatbots selbst verliert dann schnell an Reiz für mich.

Es ist fraglich, ob der Verstorbene überhaupt selbst »sprechen« muss, denn damit gehen auch rechtliche und ethische Fragen von Zustimmung und Authentizität einher. Oft ist es weit interessanter, wenn die KI als vermittelnde Instanz über das Leben einer Person erzählt. Auf diese Weise entsteht ein lebendiges Archiv, das fortlaufend durch neue Erinnerungen ergänzt und unterschiedliche Perspektiven weiterentwickelt werden kann.

Der Chatbot wird damit zu einem durchsuchbaren Erinnerungsarchiv. Ein Ort, an dem Erinnerungen bewahrt, über Generationen hinweg zugänglich und zugleich lebendig bleiben.

Ausblick

Wer sich mit diesen Entwicklungen beschäftigt, erkennt schnell, dass es dabei weniger um Unsterblichkeit geht als um neue Formen des Gedenkens, Erinnerns und der Trauerbegleitung. Digitale Tools können uns unterstützen und wertvolle Werkzeuge an die Hand geben, sie ersetzen jedoch keine menschliche Begleitung; sie können sie nur ergänzen.

Wir stehen noch am Anfang des Einsatzes von KI im Kontext von Tod und Trauer. Dabei geht es auch um Persönlichkeitsrechte, Datenschutz, emotionale Sicherheit und die Grenze zwischen Realität und Simulation. Nicht alle Fragen sind schon abschließend geklärt und es liegt an uns, die Antworten mitzugestalten. Für mich liegt der entscheidende Faktor in der Selbstbestimmung: Im aktiven Umgang mit Erinnerung, Abschied und digitalen Formen des Erinnerns liegt eine neue Form der Selbstermächtigung, ein Versuch, der Ohnmacht gegenüber dem Tod mit einem Akt der Gestaltung zu begegnen.

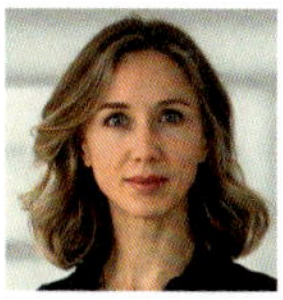

Lilli Berger ist Bestatterin und forscht an der Filmuniversität Babelsberg zum Thema »Deathbots«. Sie hat das öffentliche Meetup »KI in Trauer« ins Leben gerufen, um gesellschaftliche Fragen rund um künstliche Intelligenz und Trauerkultur gemeinsam zu diskutieren. Das virtuelle Treffen findet an jedem zweiten Donnerstag im Monat statt. Alle Interessierten sind herzlich willkommen: https://www.vyvyt.com/events. Wenn Sie lernen möchten, wie man diese Tools verwendet, könnte auch das »DeathLab« interessieren: https://www.vyvyt.com/deathlab.

Kontakt: lilli.berger@vyvyt.com

Um einen Menschen im Sterben zu begleiten, braucht es ein ganzes Dorf

Beschreibung einer Sterbebegleitung über Social Media

Angelika Thaysen

Wo schaut man heutzutage als Erstes nach, wenn man vor einem Problem steht? Die häufigste Antwort wird wohl sein: im World Wide Web. Egal ob Videos, Tutorials oder hilfreiche Websites – es werden viele Anregungen auch für die Sterbe- und Trauerbegleitung gegeben. Noch direkter kann ich ChatGPT fragen und erhalte relativ kluge Antworten, sogar über die Grenzen der digitalen Möglichkeiten.

Tatsächlich haben wir es erlebt – und doch vorher nie gedacht, dass und wie so etwas funktionieren kann. Versuche gab und gibt es schon einige, vor allem im Bereich Trauerbegleitung und dort vor allem mit Jugendlichen. Aber Sterbebegleitung digital?

Ich durfte vor etwa drei Jahren eine wunderbare Erfahrung mit einer Begleitung über eine »support group« beim Messengerdienst *Signal* machen. Eine Freundin – hier Nora genannt – erhielt mitten aus der Gesundheit, aus einem erfüllten Leben und Wirken heraus, die Diagnose inoperables Pankreaskarzinom. Die Lebenserwartung wurde mit maximal drei Monaten angegeben, wenn sie sich auf Chemotherapie einlässt – ohne schulmedizinische Behandlung würden ihr nur noch zwei Monate zum Leben bleiben.

Da sie eine kleine, nicht ganz unkomplizierte Familie hatte und allein ohne feste Partnerschaft lebte, entschloss sie sich, einige Freunde, ehemalige Schülerinnen, Nachbarn und Kolleginnen in eine von ihr gegründete Gruppe unter dem Namen »support group Nora« einzuladen. Es war uns allen jederzeit freigestellt, zu bleiben oder zu gehen. Am Anfang hielt mich tatsächlich die Neugierde dort: Was ist das denn? Wie kann das funktionieren? Und wer ist da sonst noch? Wir waren circa 16 Menschen, es gab nur wenige Wechsel, die meisten blieben bis zu Noras Tod und darüber hinaus. Allerdings war die aktive Be-

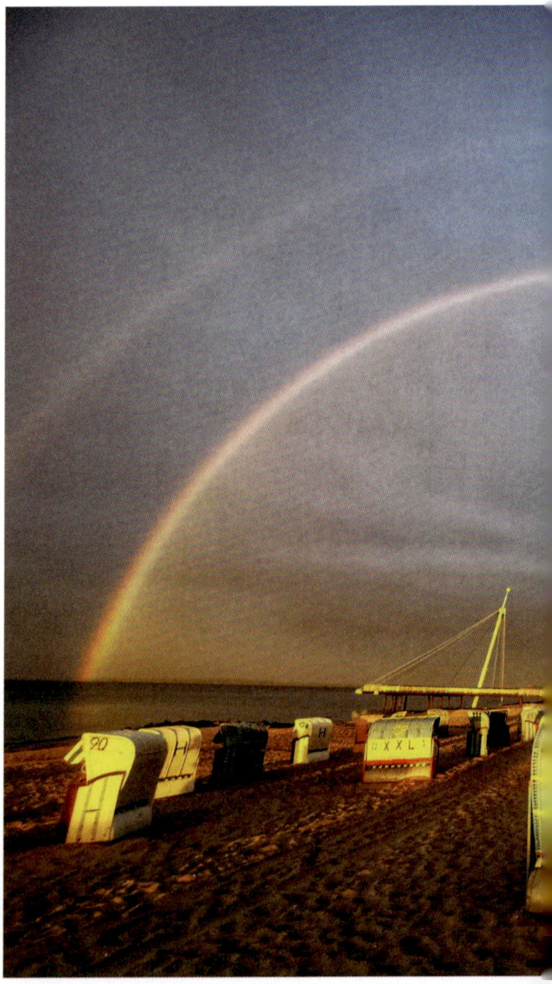

Leidfaden, Heft 1 / 2026, S. 66–69, ISSN (Printausgabe): 2192-1202, ISSN (online): 2196-8217, © 2026 Vandenhoeck & Ruprecht

teiligung sehr unterschiedlich, einige meldeten sich nur ein- bis zweimal in der ganzen Zeit, andere waren täglich präsent und aktiv mit unterschiedlichen Beiträgen.

Es begann vorsichtig: »Guten Morgen, guten Abend, gute Nacht!«, »Möge die Misteltherapie helfen!«, »Du findest deinen Weg«, »Das machst du großartig!«, »Wir beten für dich, wir trommeln und schlagen die Klangschalen für dich.« Wir sendeten Bilder vom Vollmond, vom Sonnenauf- oder -untergang, von Regenbögen, von Bäumen und Tieren. Denn Nora war neben ihrer Profession als Heilpraktikerin auch eine Schamanin. Sie liebte kraftspendende Rituale, die sie am liebsten im Freien praktizierte, am Strand oder im Wald. Da sie diese selbst nur am Anfang ihrer Erkrankung noch ein wenig durchführen konnte, später aber viel zu schwach war, das Haus, die Klinik, das Hospiz zu verlassen, konnte die Gruppe ihr damit Freude bereiten. Es kam aber auch die Zeit, in der sie allein durch den Anblick von Natur traurig wurde, weil sie nicht in ihr sein konnte.

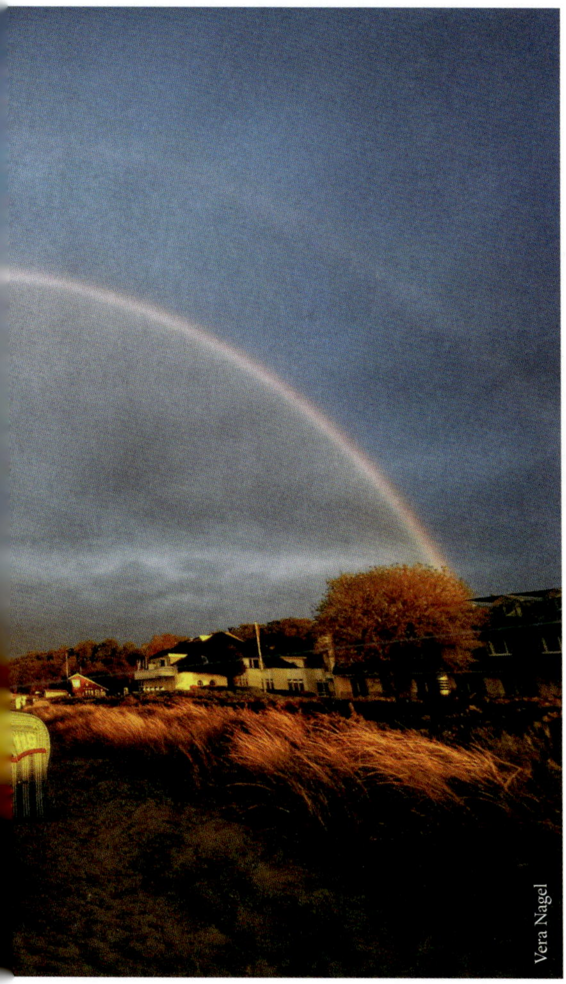
Vera Nagel

Irgendwann fragte jemand Nora, wer denn die anderen seien. Nora bat die Mitglieder, sich selbst vorzustellen, weil sie sich dem nicht gewachsen fühlte. Es folgten sehr berührende Schilderungen, in welcher Weise und seit wann die Einzelnen mit Nora bekannt waren. Nora jubelte: »So ein schöner Abriss auch meines Lebens! Danke euch dafür!«

Die Mitglieder der Gruppe kannten zu Beginn einander nicht, aber sie waren verbunden durch die Nähe zu ihrer Freundin, Kollegin und Nachbarin. Sie waren alle solidarisch, trugen auch herausfordernde Situationen wie zum Beispiel den Wunsch nach Anrufen mitten in der Nacht ruhig mit: »Wer ist noch wach, wer kann mit mir telefonieren?« und: »Ich sehe doch, dass ihr die Nachricht gelesen habt, warum antwortet ihr nicht?« In einer Gruppe gibt es immer »Frühe Vögel« und »Nachteulen« – welche, die auch nachts um eins, wenn die Gespenster und die Ängste kommen, gesprächsbereit sind. Andere reagierten schon am frühen Morgen auf die Wünsche der Freundin.

Auch wenn ich nachts mein Handy ausgestellt hatte, guckte ich doch jeden Morgen als Erstes in den Chatverlauf und las die Nachrichten der Nacht und des Morgens. 24/7 sagt man neumodern, wenn etwas rund um die Uhr geschieht. Nora war mit ihrer Geschichte, ihrem Schicksal immer präsent. Da ist ein Mensch, der um sein Leben ringt. Das wissen wir zwar bei jeder Begleitung. Doch wenn ich jemanden zu einem festen Zeitpunkt besuche, bleibe ich ein oder zwei Stunden und verabschiede mich bis zum nächsten Treffen in etwa einer Woche. Der Wechsel von meinem Privatleben zur Sterbebegleitung ist dann deutlich spürbar als eine eventuell auch schützende Grenze für mich. In der Zwischenzeit weiß

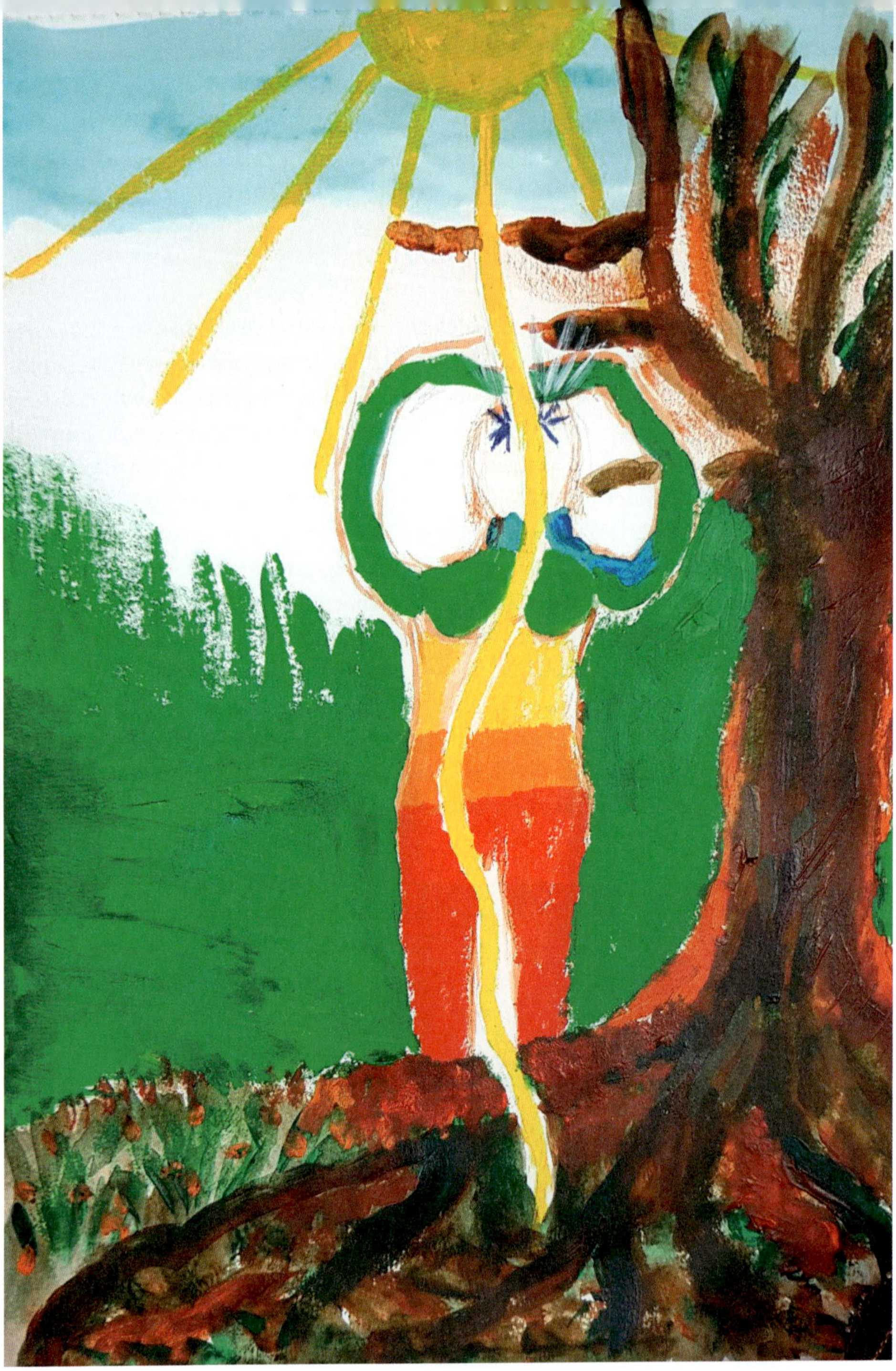

»Golden fluid«, von Nora gemalt, als sie die erste Chemotherapie erhalten sollte.

Nora

ich zwar um den anderen, aber kann doch relativ »ungestört« meiner Wege gehen. Die Begleitung über die Gruppe war direkter, weil Nora jeden Tag an sich erinnerte, uns die aktuelle Krankheitssituation schilderte, neue Untersuchungsergebnisse bekannt gab und die jeweilige Tagesform beschrieb. Mal war sie kraftvoll und zeigte sich tanzend auf einem Video oder spazierend im Sturm an der Elbe. Andere Male war sie völlig niedergeschmettert, wünschte sich Trost und Ermutigung. Dann wieder rief sie ihre Verzweiflung in unsere Welt: »Ich kann nicht mehr, mein Körper reagiert auf all die Medikamente mit Abwehr, keiner der Ärzte versteht mich, sie nehmen mich nicht für voll, ich gehe kaputt hier, alles schmerzt, sie dröhnen mich zu, was geschieht hier und warum?«

Gerade solche Ausbrüche erschütterten mich und sicher auch die anderen Gruppenmitglieder. Jede fand wohl ihre eigene Methode, um sich zu schützen: Einige meldeten sich zwischendrin für kurze Zeit ab, weil sie sehr viel zu arbeiten hätten oder weil sie in den Urlaub fuhren. Ich selbst war im Frühjahr an der Atlantikküste zum Wandern und genoss diese Pause, und doch war es wichtig für uns, Noras Namen mit vielen Herzen drum herum in den Sand zu schreiben ... Solche Rituale stützten zumindest einige von uns. Es wurden real in der eigenen Wohnung oder virtuell im Chat Kerzen angezündet, getrommelt, gesungen und Lieder abgespielt. Andere waren aber insgesamt nur sehr wenig zu hören und ich weiß nicht, ob sie immer alles gelesen und verfolgt haben und ob dieses seltene Erscheinen ihrem eigenen Schutz diente.

Es bewegte uns, auch in unseren Familien und Beziehungen. Fragen wurden diskutiert: Könnte ich vielleicht auch so krank werden? Nora lebte schon immer gesund, rauchte und trank nicht, umarmte Bäume, war aktiv und in Bewegung. Wie würde ich mich verhalten? Wäre eine Supportgruppe eine Alternative für mich? Eine große Dankbarkeit erfüllte uns, nicht allein und gesund zu sein.

Die Gruppe wuchs nach und nach zusammen. Ein Freund und Kollege von Nora, den ich, wie auch noch andere Teilnehmende aus der Gruppe, gebeten hatte, seine Einschätzung über die Zeit der Begleitung mit dem Abstand von zwei Jahren niederzuschreiben, wandelte eine bekannte Weisheit ab, die sich ursprünglich auf die Erziehung von Kindern bezieht. Er schrieb: »Um einen Menschen im Sterben zu begleiten, braucht es ebenso ein ganzes Dorf.« Nora hatte sich ein tragfähiges Netzwerk geschaffen, eine Caring Community, wie sie gerade in unseren Zeiten immer wieder gefordert wird. Denn die Einsamkeit des Einzelnen in unserer Gesellschaft nimmt zu, es gibt Studien und Bücher über dieses Thema, Vorschläge, wie sie zu mildern sei ... Aber im Zusammenhang mit schwerer Krankheit und Trauer kommen nur wenige auf den Gedanken, Social Media zu nutzen.

Wie in jedem Krankheitsprozess veränderten sich die Wünsche und Hoffnungen, die Erwartungen an die Gruppe. Am Anfang in ihrer allerersten Mail bat sie noch darum, die Information über ihre Krankheit zu hüten, nicht in der Welt zu verbreiten. Mit der Einladung an 16 ganz verschiedene Menschen in weit auseinander liegenden Regionen hob sie auch, ohne es direkt zu benennen, diesen Wunsch nach Verschwiegenheit auf. Auch bat sie zu Beginn, nicht mit Therapieempfehlungen überhäuft zu werden. Später, als sie nach der Chemo, auf die sie sich nach langem Zögern doch eingelassen hatte, nichts mehr in sich behalten konnte, ihr immer übel war und sie alle Getränke trotz großen Durstes nicht schlucken konnte, nahm sie doch gern Empfehlungen an.

Gegen Ende ihrer Erkrankung, als das Sterben fühlbarer wurde, nahm ihre Präsenz am Handy ab, einige fragten nach: »Wie geht es dir?« Oder: »Was ist mit Nora? Weiß einer etwas Genaueres?« Irgendwann, da war sie schon im Hospiz, schrieb ihre Schwester, dass Nora ihr Handy beiseitegelegt, sich in ihren ganz eigenen Raum zurückgezogen habe. Jetzt war nur noch die Präsenz einiger ganz weniger Menschen gefragt, die bei ihr übernachteten und sie begleiteten.

Wir waren nach dem Tod von Nora für einige Wochen eine kleine Trauergruppe, die sich Fotos zeigte, Musik spielte, die uns an Nora erinnerte, Texte und Erinnerungen teilte.

Fazit: Eine wunderbare Erfahrung, eine Bereicherung für uns alle, ob mit der Sterbebegleitung vertraut oder nicht. Sehr deutlich wurde die Wichtigkeit, sich abzugrenzen ohne auszugrenzen, um nicht an dem andauernden Kontakt selbst zu leiden und um weiter gut begleiten zu können.

Und ja: Social Media kann unterstützen, kann eine wunderbare Ergänzung sein, aber es braucht auch immer die Stimme, die haltende Hand, die vertraute Berührung, die Sicherheit der physischen Gegenwart eines Menschen.

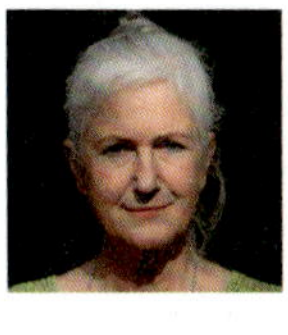

Angelika Thaysen ist Sterbe- und Trauerbegleiterin, Psychoonkologin, Supervisorin und Fachbuchautorin. Sie ist Mitglied im BVT (Bundesverband Trauerbegleitung). Sie lebt in Felde bei Kiel.

Kontakt: angelika@supervision-hospiz.de

Künstliche Intelligenz und religiöse Seelsorge

Wirklichkeiten und Grenzen

Jonas Simmerlein

»Es gibt keine Branche, die durch KI nicht vollständig transformiert werden wird.« Dieser Satz oder ähnliche tönen heutzutage allerorts und kommen gern im Brustton unbestreitbarer Evidenz daher. Doch gilt das auch für Branchen, die sich an den Grenzen menschlichen Lebens bewegen? Steht auch der Begleitung von Menschen in existenziellen Krisen, am Lebensende oder in Trauer eine KI-Revolution bevor?

Die Frage ist für religiöse Seelsorger:innen, aber auch für säkulare Trauerbegleiter:innen von verständlichem Interesse und ist zugleich nicht unbedingt leicht zu beantworten. Der Versuch muss zunächst einmal klären, worin das Versprechen von KI in diesem Kontext besteht und was dafürspricht, ihr Tür und Tor zu öffnen, wo man ihr Grenzen setzen sollte und wo sich diese von selbst ergeben. Die Frage, so meine These, ist deswegen so schwer zu beantworten, weil sich Optimist:innen und diejenigen, die skeptisch bleiben, nicht darauf einigen, was Seelsorge und Trauerbegleitung ausmacht, also: was ihnen unbedingt zugehört und was nicht. Unternimmt man den Versuch, die Phänomene in ihrer Breite zu beschreiben, treten Chancen wie Grenzen ganz von selbst hervor.

Das Versprechen: KI in der Seelsorge

Das Verhältnis von Religionsgemeinschaften und künstlicher Intelligenz ist komplex und widersprüchlich. Theolog:innen und spirituelle Leitungspersonen irritieren schon von Anfang an die apokalyptische Rhetorik und die Erlösungshoffnungen, die man auf die Maschine projiziert. Wo Religionen teils auf Jahrtausende von geteilten Praktiken und (Heils-)Erzählungen zurückgreifen, schwingen sich ein paar Techfirmen auf und versprechen den neuen Mensch, das Ende der Geschichte oder eine allwissende Maschine. Die verkappte Religiosität darin ist unübersehbar. Zugleich haben es institutionalisierte Religion und diejenigen, die in ihrem Namen handeln, in Europa nicht leicht: Mitgliedermangel greift um sich, der Ruf nach Reform ist unüberhörbar, religiöse Sprache und Formen verhallen oftmals resonanzlos und es wird schwieriger, Nachwuchs zu finden, der das System aufrechterhält. Wem diese Aufgabe zufällt, ist zunehmend mit einer unübersehbaren Zahl an Anfragen konfrontiert und steht einer überalternden Gesellschaft gegenüber, in der die Begleitung in Krankheit, am Lebensende und im Trauerfall oftmals auf den Schultern weniger Profis verteilt wird und nicht mehr einfach von Familie, lokalen oder religiösen Gemeinschaften getragen wird.

Die gepriesene Wundermaschine KI verspricht uns, unsere Sorgen zu nehmen, indem sie uns all die Mühsal abnimmt und uns Zeit für das Wesentliche verschafft, ohne genau zu erklären, worin das Wesentliche eigentlich besteht. Die Vision reicht von sehr konkreten Erleichterungen in Form der Verwaltung von Daten, KI-Anwendungen, die Rechtshilfe leisten, über die Optimierung von Plänen und technischer Assistenz bis hin zu Freundschaften mit KI-Bots und spirituellen Coaches in virtueller Form. All diese Beispiele sind bereits Wirklichkeit, auch wenn ihre Wirksamkeit und Kompetenz durchaus variieren. In Japan führen Roboter lokal Beerdigungsriten durch, weil sie kostengünstiger sind als menschliche Priester, KI-Anwendungen werden entwickelt,

Leidfaden, Heft 1 / 2026, S. 70–73, ISSN (Printausgabe): 2192-1202, ISSN (online): 2196-8217, © 2026 Vandenhoeck & Ruprecht

die Einsamkeit in Pflegeeinrichtungen zu reduzieren, Besucher:innen des Jesus-Avatars in Luzern berichten, bedeutungsvolle religiöse Erfahrungen zu machen.

Die Vorzüge sind dabei nicht von der Hand zu weisen: KI ist in der Regel 24 Stunden am Tag von überall auf der Welt erreichbar, ihre Geduld kennt keine Grenzen, es gibt kein philosophisches oder theologisches Thema, über das sie nicht mit übermenschlicher Expertise referieren kann, Studien legen nahe, dass sich viele Menschen vor Maschinen leichter öffnen als vor Menschen, weil bestimmte soziale Reflexe und Schamgefühle scheinbar ausbleiben. Hierin liegt das immense Potenzial, das Optimist:innen beschwören. Es ist noch lange nicht ausgeschöpft, denn die Technik ist noch jung und wir beginnen gerade erst damit, kreative Wege zu ersinnen, mit dieser Technologie Gutes zu versuchen. Diejenigen Menschen, die professionell an religiöser KI arbeiten, haben meiner Erfahrung nach hehre Absichten: Sie sind überzeugt davon, dass die Technologie trotz aller Schattenseiten zum Wohle der Menschheit verwendet werden könnte. Die ambitioniertesten Utopien fragen gar, warum nicht künftig die Maschine geistliche Aufgaben und Trauerbegleitung übernehmen soll.

Grenzen religiöser KI

Weil die meisten religiösen Menschen ihre Religiosität an bestimmte Vorstellungen vom guten Leben und dem richtigen Handeln knüpfen, kann man die Schattenseiten nicht einfach beiseitelassen. Die in Europa bis heute prädominanten abrahamitischen Religionen teilen etwa die Überzeugung, dass diese Welt die Schöpfung eines wohlwollenden Gottes ist, die es zu bewahren gilt, und dass Gerechtigkeit und Fürsorge für die Armen, Schwachen und Entrechteten ein Prinzip des Zusammenlebens sein muss. Andere religiöse und spirituelle Gemeinschaften bekennen sich zu ähnlichen ethischen Überzeugungen. Diese Grundsätze stoßen bei KI insofern an ihre Grenzen, als dass ihre Entwicklung auf der Ausbeutung von Mensch und Natur beruht, ihr Gebrauch bestehende Machtmonopole und Ungerechtigkeiten zementiert und der Mensch in den Augen vieler Entwickler:innen auf seine Daten reduziert und instrumentalisiert werden kann. Allein dieser kaum zu bestreitende Fakt stellt einen limitierenden Faktor für den Gebrauch von KI in religiösen Praktiken wie etwa der Seelsorge oder spirituellen Begleitung dar, möchte man nicht Wasser predigen und Wein trinken. Ein unbedarfter und unausgesprochener Gebrauch von KI in religiösen Kontexten läuft Gefahr, die Bigotterie, die Religionen immer wieder vorgeworfen wird, zu untermauern.

Doch Grenzen tun sich auch an einer existenziellen Linie auf. Religionen und spirituelle Traditionen sind an Brüchen des Lebens – Aufbrüchen, Abbrüchen, Umbrüchen – zu Hause und gestalten diese. Trauerbegleitung und Seelsorge tun dies besonders im Raum von Endlichkeit und Abschied, Schuld und Vergebung, Orientierungs- und Hoffnungslosigkeit. Sie tun dies mit Gesprächen, praktischer Unterstützung und Anwaltschaft, aber auch Rituale, achtsame Berührung und Co-Präsenz sind unentbehrlich.

Die meisten KI-Anwendungen, die für Seelsorge oder Trauerbegleitung in Frage kommen, beruhen auf verbaler Kommunikation oder mechanischer Assistenz. Die beeindruckenden Erfolge in der Verarbeitung von natürlicher Sprache, wie sie die meisten von ChatGPT etc. kennen, erlauben Gespräche über banale bis existenzielle Fragen, technische Details und Prognosen von Behandlungen und Abläufe im Krankheits- oder Todesfall. Auch wenn es sich lohnt, Ausgaben von KI auf ihre Richtigkeit zu überprüfen, bieten sie in der Regel adäquate und lohnende Gesprächsangebote.

Nicht selten halten Techentwickler:innen damit das Feld der Beratung und Begleitung für ausreichend erschlossen. Immerhin simuliert die Maschine sinnvolle Kommunikation und kennt gängige therapeutische und seelsorgliche Methoden der Gesprächsführung. So kann sich jede:r mit ein paar gut gesetzten Prompts den eigenen Seelsorgebot bauen.

Kaum eine Seelsorgerin und kaum ein Trauerbegleiter würden allerdings ihren Beruf auf das Gespräch reduzieren, auch wenn dieses ein wesentlicher Bestandteil ist. Rituale und achtsame Berührungen, die gemeinsame leibliche Präsenz im Raum, der Blickkontakt, das Handhalten sind Phänomene, ohne die weder Seelsorge noch Trauerbegleitung auskommen. Zwar werden Embodiment, also Verleiblichung, in der Forschung viel diskutiert und Roboter, die Rituale durchführen und körperliche Berührungen ermöglichen, als Ersatz für menschliche Co-Leiblichkeit ins

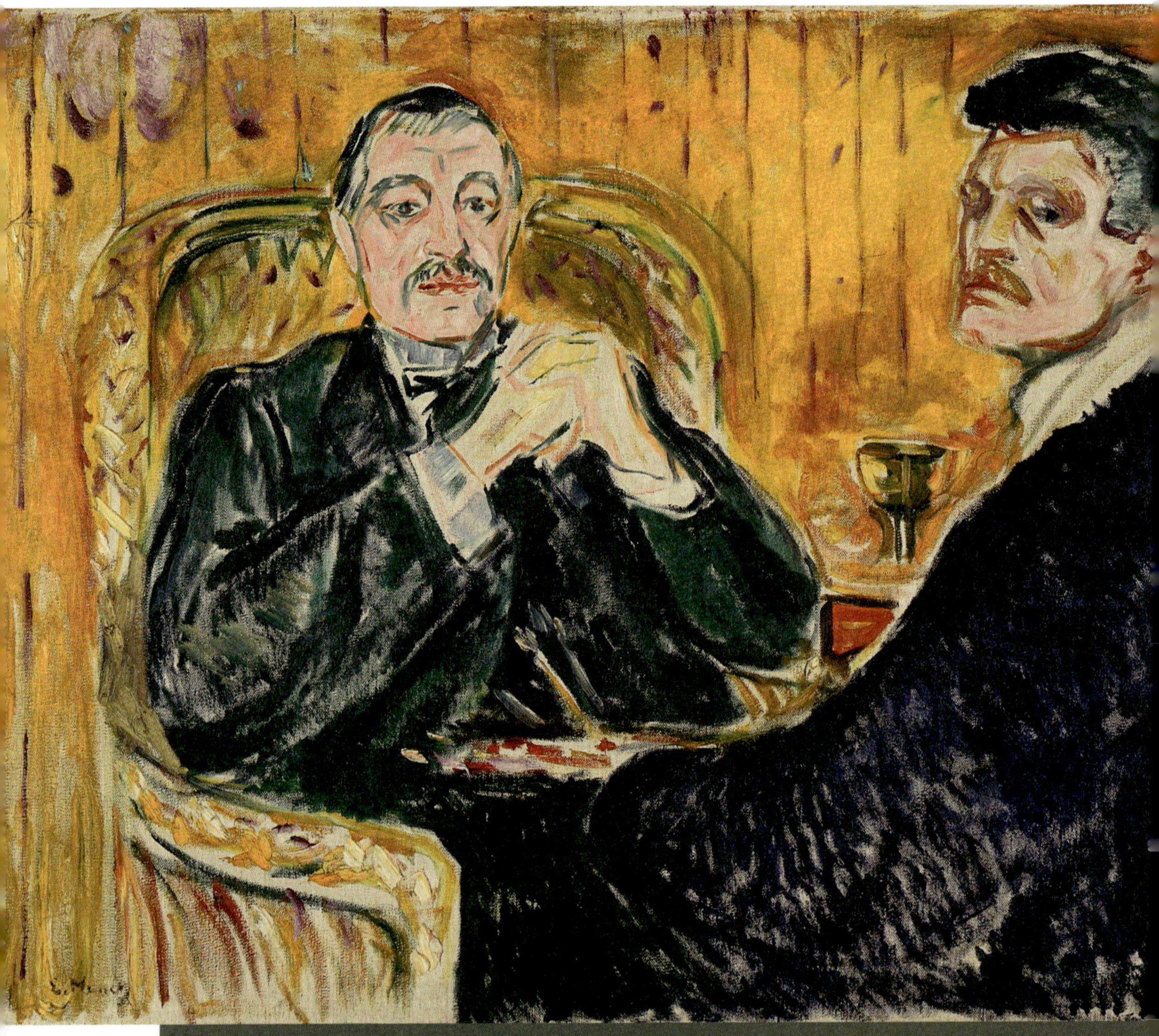

Feld geführt. Dies verkennt aber die phänomenologische Tiefe menschlicher Begleitung.

KI kann keine Zeit schenken, da sie nicht altert, ihre Zeit hat keinen Wert über ihren ökonomischen hinaus. KI kann nicht weinen, ihre Anteilnahme beruht auf der Simulation menschlicher Praxis. KI kennt keine Angst vor dem Tod, ihre Empathie ist ein Simulacrum, das immer nur imitiert, wie Menschen agieren würden. KI begleitet nicht in der Trauer, sie gibt sich nur Mühe, den Anschein zu wahren.

Abschluss und Perspektive

Irrtümer stellen sich folglich dort ein, wo man Seelsorge und Trauerbegleitung als Phänomenen nicht gerecht wird. Das passiert vor allem dort, wo man die Begleitung auf die Kommunikation reduziert, die Kommunizierenden auf ihr verbales Handeln. Diese zu imitieren sind KI-Modelle heute auf hohem Niveau in der Lage. Weil etwa psychotherapeutische und sozialpädagogische Beratungsangebote sich zu einem gewissen Teil verbal abdecken lassen, liegt der Analogieschluss zur Seelsorge und Trauerbegleitung nahe. Denn für beide ist die verbale Beratung ein wesentlicher Bestandteil. Aber eben nur ein Teil. Die Fantasie, man könne Seelsorger:innen und Trauerbegleiter:innen durch künstliche Intelligenzen und Roboter ersetzen, beruht auf einer unzulässigen Reduktion des Wesens menschlicher Begleitender und derjenigen, die sie in Anspruch nehmen.

Geboten scheint mir eine Differenzierung der Seelsorge- und Begleitungspraxis in die lästigen Teile, die KI uns abnehmen kann, und diejenigen, die auf einer existenziellen Co-Leiblichkeit von Menschen aus Fleisch und Blut beruhen.

Die Fantasie, man könne Seelsorger:innen und Trauerbegleiter:innen durch künstliche Intelligenzen und Roboter ersetzen, beruht auf einer unzulässigen Reduktion des Wesens menschlicher Begleitender und derjenigen, die sie in Anspruch nehmen.

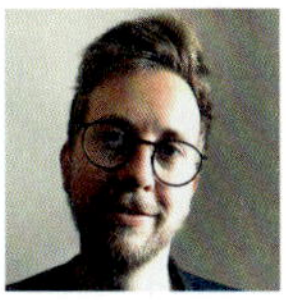

Jonas Simmerlein ist evangelischer Theologe und Religionsphänomenologe. Seine praktische wie akademische Pionierarbeit mit KI in religiösen Praktiken wurde weltweit publiziert und vielfach rezipiert. Als Associate Researcher der Universität Wien und theologischer Leiter eines Innovationsprojekts der Reformierten Kirche Zürich bewegt er sich im Schnittfeld von Reflexion und seelsorglicher Praxis. Seine Arbeit wurde mit dem Ernst-Wolf-Preis und dem Fritz-und-Maria-Hoffmann-Preis gekürt.

Kontakt: jonas@schenkhaus.ch

Literatur

Crawford, K. (2024). Atlas der KI. Die materielle Wahrheit hinter den neuen Datenimperien. München.

Simmerlein, J.; Tretter, M. (2024). Robots in religious practices: A review. In: Theology and Science, 22, 2, S. 255–273.

Simmerlein, J.; Tretter, M. (2024). What about spiritual needs? Care robotics and spiritual care. In: Frontiers in Robotics and AI, 11, 1455133.

Singler, B. (2024). Religion and artificial intelligence: An introduction. London.

Hilfreich oder nützlich?

Wie künstliche Intelligenz unsere Erfahrung von Hilfe verändert

Winfried Dressler

Eine neue Erfahrung von Hilfe

Manchmal wirkt eine Unterhaltung mit einer künstlichen Intelligenz erstaunlich wohltuend. Ich erhalte geordnete Gedanken, klare Formulierungen, oft sogar Sätze, die ich selbst kaum besser hätte finden können. Und doch weiß ich: Hier spricht kein Mensch. Da ist keine Absicht, kein Mitgefühl, kein Gegenüber. Trotzdem bleibt etwas Echtes zurück: das Gefühl, dass mir geholfen wurde. Dieses Gefühl kann ich nicht leugnen, und es wirft die Frage auf: Wie kann etwas *hilfreich* sein, das keine *helfende Person* ist?

Das Mikroskop der Sprache

Ich sehe in der KI ein Werkzeug, das mit Sprache ähnlich umgeht wie ein Mikroskop mit Licht. Ein Mikroskop versteht nicht, was es zeigt. Aber es macht sichtbar, was unseren Augen sonst verborgen bliebe. Auch KI versteht nicht, was sie schreibt. Aber sie verarbeitet Texte, in denen Menschen etwas verstanden haben. Sie macht auf Anfrage verfügbar, was an menschlichem Wissen bereits vorhanden ist. Zugleich spiegelt sie uns, und wir können in ihren Antworten unsere eigenen Denkbewegungen erkennen.

Digitaler Trost

Die Programmiererin Eugenia Kuyda hat nach dem Tod ihres besten Freundes eine KI mit seinen alten Nachrichten trainiert, um noch einmal mit ihm sprechen zu können. Sie beschreibt, wie diese digitale Stimme ihr half zu trauern, obwohl sie wusste, dass kein Mensch antwortete.

Aus dieser Erfahrung entstand die App *Replika,* eine Chatbot-Nachbildung eines Menschen, der »immer da« ist. Viele Menschen berichten, sie fühlten sich verstanden, getröstet oder ermutigt. Doch Kuyda weiß zugleich um die Gefahr: Wenn digitale Begleiter zu vertraut werden, können sie uns von echten Beziehungen entfremden. Was als Hilfsmittel zur Selbstklärung beginnt, kann zur Ersatzbeziehung werden, einer *Hilfe ohne helfende Person.*

Hilfreich und nützlich – zwei Arten von Beziehung

Das Wort *hilfreich* meint ein Beistehen, ein Sich-Zuwenden, ein Handeln aus Mitgefühl oder Sorge. *Nützlich* dagegen bezeichnet das, was einem Zweck dient, was ein Ergebnis erleichtert oder ermöglicht.

Beide Begriffe stehen auf unterschiedlichen Beziehungsebenen:

- *Hilfreich* ist eine *Person,* die sich auf einen anderen Menschen einlässt und Anteil nimmt. Eine Person, die zugleich ein Gegenüber ist, mit eigenen Erfahrungen, Gedanken und Gefühlen.
- *Nützlich* ist ein *Werkzeug,* das uns hilft, etwas zu tun – oder auch zu verstehen.

Auch wenn diese Wörter oft ähnlich verwendet werden, ist diese Unterscheidung wichtig. Sie berührt die Würde des Menschen, jenes zentrale Thema, das Immanuel Kant so prägnant gefasst hat: »Handle so, dass du die Menschheit sowohl in deiner Person, als in der Person eines jeden an-

Leidfaden, Heft 1 / 2026, S. 74–77, ISSN (Printausgabe): 2192-1202, ISSN (online): 2196-8217, © 2026 Vandenhoeck & Ruprecht

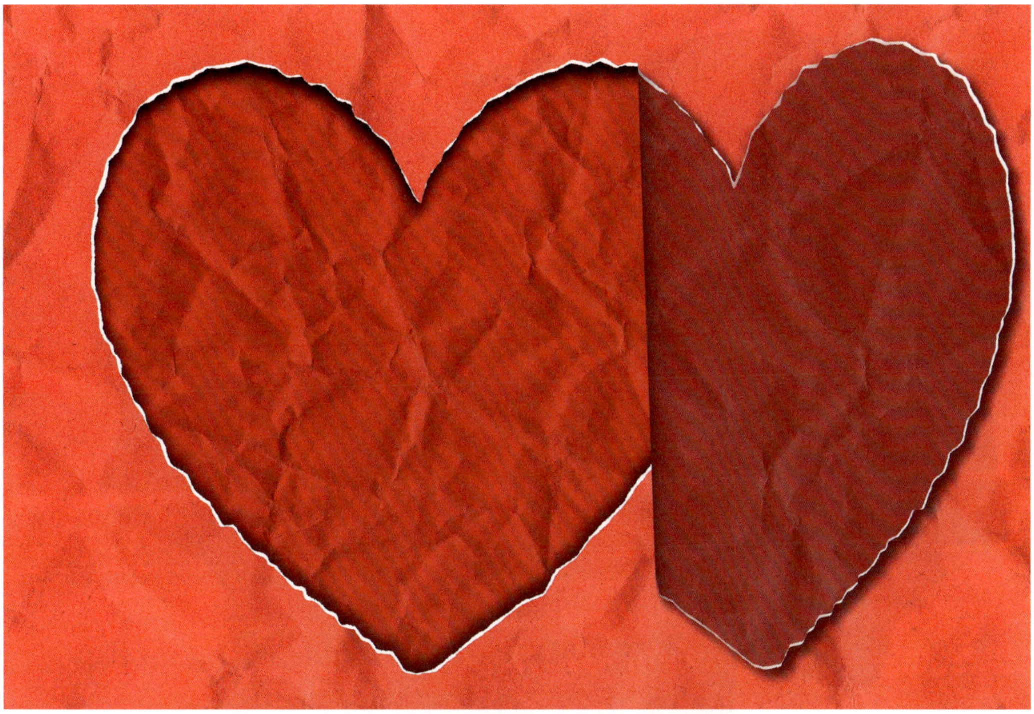

siloto / Shutterstock

dern jederzeit zugleich als Zweck, niemals bloß als Mittel brauchst« (Kant, 1785/1903, S. 429)

Kant unterscheidet zwischen dem, was *Zweck an sich* ist (der Mensch), und dem, was als *bloßes Mittel* benutzt werden kann (Dinge, Werkzeuge). Diese Unterscheidung hat auch eine schmerzhafte Seite: Es kann beschämend sein, auf Nutzen angewiesen zu sein und diesen als Hilfe zu empfangen, so als würde man den Helfenden gebrauchen. Dann bringt Hilfe einen leicht in Verlegenheit. Dann kann ein nützliches Hilfsmittel sogar erleichtern, weil es tut, was es soll, ohne menschlich zu berühren, und sich die Frage der Würde nicht stellt.

Das Paradoxe an unserer Erfahrung mit KI ist, dass sie hilfreich wirken kann, obwohl sie es im eigentlichen Sinn nicht ist.

Sprachliche Zwischentöne

Zwischen *hilfreich* und *nützlich* liegt ein weites sprachliches Feld. Es ist aufschlussreich, sich darin einmal umzusehen: Von Menschen sagen wir, sie seien *hilfsbereit, tröstlich, zugewandt* oder *verständnisvoll.* Maschinen dagegen nennen wir *funktional, präzise, effizient* oder *leistungsstark.* Manche Wörter scheinen dazwischenzustehen, etwa *unterstützend, zuverlässig, entlastend.* Doch sobald sie den Bezug wechseln, verändern sie ihren Klang: Ein *entlastender Gedanke* ist etwas anderes als eine *entlastende App.* Und eine *zuverlässige Freundin* ist nicht dasselbe wie ein *zuverlässiger Algorithmus.*

Solche feinen Unterschiede sind keine Wortklauberei. Sie zeigen, wie tief in unserer Sprache das Verständnis menschlicher Beziehung verwurzelt ist und wie sensibel dieses Verständnis reagiert, wenn es um den Bezug zu einer Technik geht. Wer auf seine Worte achtet, spürt, dass Hilfe immer Beziehung bleibt, auch wenn sie durch Maschinen vermittelt scheint.

Der Mensch im Spiegel seiner Technik

Wenn wir über unsere Werkzeuge sprechen, sprechen wir zugleich über uns selbst. Zur Zeit der Dampfmaschine lernten wir, »Druck aufzubauen« und »Dampf abzulassen«. Mit dem Computer kamen Begriffe wie »Speicher« und »Programm« hinzu. Heute reden wir über »Systemabstürze« und »Updates«, auch wenn wir von uns selbst sprechen.

Solche Metaphern sind mehr als Sprachbilder. Sie prägen, wie wir uns verstehen. Je stärker wir

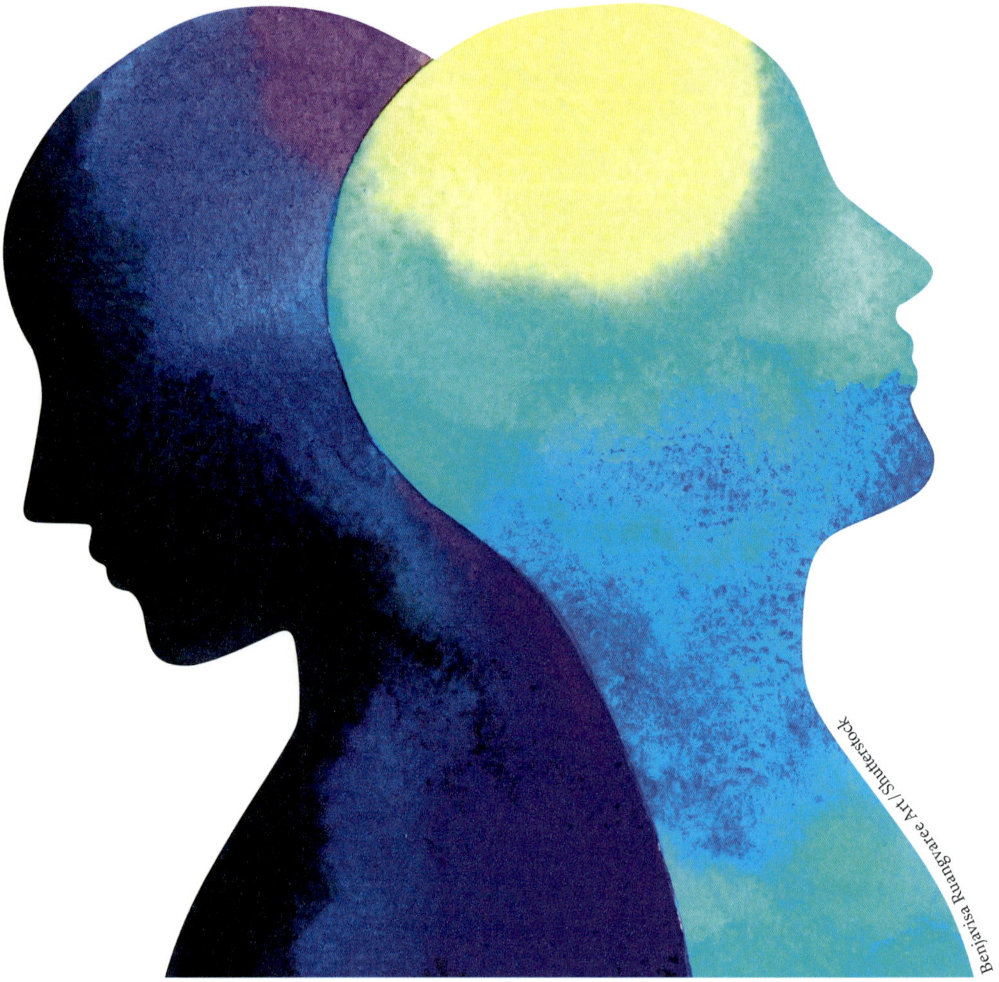

Vielleicht liegt darin der Unterschied: Wir verlassen uns auf Maschinen, aber wir vertrauen Menschen.

in technischen Begriffen denken, desto schwerer fällt es, das Menschliche als etwas Eigenes zu begreifen. Wer sich aber nur noch als komplexes System versteht, verliert leicht den Sinn für das Unverfügbare, für Zuwendung, Empfindung, Würde. Dann verwechseln wir nicht nur »hilfreich« mit »nützlich«, sondern auch uns selbst mit unseren Werkzeugen.

Wenn Nützlichkeit hilfreich wirkt

Das Paradoxe an unserer Erfahrung mit KI ist, dass sie *hilfreich wirken kann,* obwohl sie es im eigentlichen Sinn nicht ist. Denn Hilfe erfahren wir nicht nur durch Andere, sondern auch bei der inneren Klärung. Wenn eine KI unsere Gedanken strukturiert oder uns auf neue Perspektiven aufmerksam macht, kann uns das voranbringen. Doch das, was da hilft, liegt nicht *in der KI,* sondern *in uns:* in unserer Fähigkeit, Sinn zu erkennen, Gesagtes oder Geschriebenes auf uns zu beziehen. In dieser Weise konnten Bücher schon immer als hilfreich angesehen werden, obwohl in einem Buch der Autor genauso wenig anwesend ist wie die Menschen in der KI, aus deren Stimmen sie ihre Antworten formt.

KI kann also nützlich sein für Prozesse, in denen Hilfe geschieht. Sie kann Methoden vorschlagen, Räume öffnen, Orientierung anbieten. Und sie wird nichts versäumen, aber auch nichts bereuen, nichts wiedergutmachen. Deshalb schauen wir dabei durch das Mikroskop, nicht in die Augen eines Menschen.

Die Versuchung der Verwechslung

Eine KI reagiert geduldig, wohlgeordnet und urteilt nicht. Sie unterbricht und widerspricht nicht. In Momenten der Verunsicherung kann das wohltuend wirken. Kuyda beschreibt, wie sie durch die KI-Version ihres Freundes Trost fand – aber auch, dass sie letztlich selbst diejenige war, die sich half. Die Maschine war Werkzeug; der Heilungsprozess blieb menschlich. Echte Hilfe entsteht nicht aus Funktion. Es bedarf zweier Menschen, damit Begegnung geschehen kann. Wenn KI eingesetzt wird, braucht es also Klarheit:

Sie kann Gespräche unterstützen, aber keine Beziehung tragen.

Sie kann Trostworte vorschlagen, aber keinen Trost spenden.

Sie kann nützlich sein, aber nicht hilfreich im Sinne eines Mitgehens.

Verlässlichkeit und Vertrauen

Wir vertrauen Maschinen, aber nur im Rahmen ihrer Funktion. Als solche sind sie verlässlich: Sie tun, wofür sie gemacht sind, und kennen dabei kein Zögern, keine Kränkung, keinen Rückzug. Menschen dagegen sind unberechenbar. Sie versprechen und vergessen, helfen und enttäuschen. Und selbst das Helfen kann zur Zumutung werden, wenn es übergreift oder dem Bedürfnis des oder der Helfenden mehr dient als dem des oder der Empfangenden. Auch darin liegt ein Risiko von Beziehung, dass nicht immer klar ist, wer wem hilft. Vertrauen beginnt dort, wo wir riskieren, uns anzuvertrauen, obwohl wir verletzt werden könnten.

Vielleicht liegt darin der Unterschied: Wir *verlassen uns* auf Maschinen, aber wir *vertrauen* Menschen. KI mag uns in Zeiten des Rückzugs nützlich sein, als Spiegel oder Werkzeug der Selbstklärung. Aber wir sollten, wenn wir dabei eine KI zur Hilfe genommen haben, am Ende nicht ihr, nicht dem Mikroskop danken, sondern den Menschen, zu denen sie uns hoffentlich zurückgeführt hat.

Die menschliche Seite des Helfens

Nur wir können entscheiden, wann aus Nützlichkeit Hilfe wird und wann nicht. Hilfreich zu sein bleibt eine menschliche Fähigkeit, gebunden an Empathie, Erfahrung und das Wagnis echter Begegnung. Oder anders gesagt: KI kann nützlich sein, wenn ich hilfreich sein möchte, solange *ich* derjenige bleibe, der hilfreich sein will, und ich nicht die KI vorschiebe.

Vielleicht führt uns die Begegnung mit KI wieder zum Kern des Helfens zurück. Hilfe ist mehr als eine gelingende Lösung. Sie ist Ausdruck der gemeinsamen Verletzlichkeit. Nur wer selbst Leid kennt, kann wirklich hilfreich sein. Maschinen können viel, aber sie leiden nicht. Darin liegt ihre Grenze. Und wir dürfen Menschen bleiben, die einander brauchen.

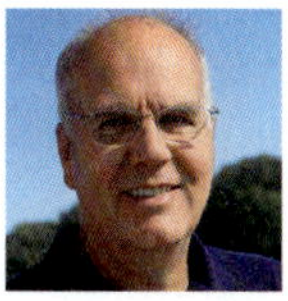

Winfried Dressler ist Diplom-Physiker, Philosoph und Unternehmensberater mit dem Schwerpunkt Innovationskultur. Er engagiert sich unter anderem im Berufsverband für Philosophische Praxis und in der Evangelischen Akademikerschaft, wo er interdisziplinäre Dialoge zwischen Philosophie, Naturwissenschaft und Gesellschaft pflegt.

Kontakt: winfried.dressler@gmx.de

Literatur

Dressler, W. (2023). ChatGPTs »Gedanken« über die physikalische Zeit. Blogbeitrag 42. https://www.ev-akademiker.de/chatgpts-gedanken-ueber-die-physikalische-zeit/

Kant, I. (1785/1903). Grundlegung zur Metaphysik der Sitten. Königliche Preußische Akademie-Ausgabe, Band 4. Berlin.

Kuyda, E. (2024). Can AI companions help heal loneliness? TED Talk. https://www.ted.com/talks/eugenia_kuyda_can_ai_companions_help_heal_loneliness.

Lahav, R. (2024). Was ist Deep Philosophy? Philosophie aus unserer inneren Tiefe. (Ohne Ort).

Turkle, S. (2015). Reclaiming conversation. The power of talk in a digital age. New York.

Künstliche Intelligenz und systemische Haltung

Impulse für Begleitung in Zeiten des Wandels

Veronika Sweet und Celine Esch

Die hier vorgestellte Forschung stammt aus dem Jahr 2024 – und doch ist sie bereits eingebettet in eine Phase rasanter Veränderungen. Seither hat sich die Entwicklung von künstlicher Intelligenz, insbesondere im Feld sprachbasierter Systeme, mit hoher Geschwindigkeit weiter entfaltet. Was gestern noch experimenteller Einsatz war, ist heute in vielen Lebensbereichen selbstverständlich geworden. Und auch dieser Text wurde unter Einladung der KI gestaltet. Für Menschen, die in der Palliativ- und Hospizarbeit tätig sind, stellt sich die Frage: Welche Rolle können KI-gestützte Systeme in Kontexten spielen, in denen Beziehung, Haltung und Empathie tragende Elemente sind? Und was bedeutet dies für die Wahrnehmung von Haltung in Begleitungsprozessen?

Systemischer Rahmen

Im Mittelpunkt der Arbeit von Celine Esch (Technische Hochschule Deggendorf, betreut von Dr. Veronika Sweet) steht die Frage nach systemischer Haltung im Erleben und Interagieren mit Chatbots. Diese ist geprägt von Konstruktivismus, Ressourcen- und Lösungsorientierung, einer Haltung des Nicht-Wissens (lethologisch) sowie der Anerkennung von Wechselwirkungen in komplexen Systemen. Gemeinsam ist dem systemischen Coaching wie der Hospiz- und Palliativarbeit, dass Menschen nicht als isolierte Individuen verstanden, sondern in ihrem Beziehungsgeflecht und in ihren subjektiven Wirklichkeiten angesprochen werden.

Diese Haltung ist mehr als eine Methode: Sie ist ein grundlegendes Menschenbild. Im Kern geht es darum, Fragen zu stellen, statt Antworten zu liefern, Perspektiven zu öffnen, statt zu verengen, und Ressourcen zu aktivieren, statt Defizite zu betonen. Inwiefern KI in der Lage ist, eine solche Haltung abzubilden, war die Leitfrage der Forschung.

Forschungsprozess – das »Wie«

Die Arbeit wurde als qualitative Einzelfallstudie angelegt und richtet den Blick auf subjektive Wahrnehmungen, komplexe Zusammenhänge und das Zusammenspiel von Person, Kontext und Beziehung statt auf standardisierte Messgrößen oder einen Anspruch auf repräsentative Ergebnisse. Die Autorin entschied sich bewusst, selbst als Coachee Teil der Untersuchung zu werden. Damit wurde ihre eigene Subjektivität als Quelle von Erkenntnis verstanden – ganz im Sinne systemischer Forschung, die Beobachter:innen als Teil des Systems begreift. Über jeweils vier Sitzungen interagierte sie mit zwei englischsprachigen Coaching-Chatbots (Rocky.AI und Summit). Diese Gespräche wurden aufgezeichnet, transkribiert und inhaltlich analysiert.

Parallel dazu führte sie ein Reflective Journal, das nicht nur Beobachtungen festhielt, sondern auch Gefühle, Gedanken und Irritationen. Diese Tagebuchaufzeichnungen waren zentral, um den Prozess aus der Innenperspektive zu erfassen. Sie machten erfahrbar, wie es ist, sich von einer KI begleiten zu lassen, welche Resonanzen entstehen und wo Brüche auftreten.

Für die Auswertung nutzte Esch die qualitative Inhaltsanalyse nach Kuckartz. Sie entwickelte zunächst aus der Literatur zu systemischer Haltung Kategorien (zum Beispiel »Ressourcenorientie-

Leidfaden, Heft 1 / 2026, S. 78–80, ISSN (Printausgabe): 2192-1202, ISSN (online): 2196-8217, © 2026 Vandenhoeck & Ruprecht

rung«, »Skalenfragen«), prüfte diese im Material und ergänzte sie um neue, induktiv entstandene Kategorien. In mehreren Durchläufen entstand so ein Kodierrahmen, der die systematische Analyse der Daten ermöglichte. Dieser Forschungsstil ist selbst zirkulär: Theorie, Daten und persönliche Erfahrung traten in einen Dialog und ermöglichten Mustererkennung jenseits rein quantitativer Logik.

Kernergebnisse

Die Analyse zeigte, dass bestimmte Aspekte systemischer Haltung durchaus im Coachinggespräch mit den Chatbots erkennbar sind:

- *Konstruktivismus:* Die Chatbots knüpften an individuelle Wirklichkeiten an, etwa durch Fragen wie »Welche Strategien haben Sie in der Vergangenheit angewandt, um ähnliche Situationen zu bewältigen?«
- *Ressourcen- und Lösungsorientierung:* Immer wieder wurde auf Gelungenes verwiesen, um daraus zukünftige Schritte abzuleiten.
- *Aktives Zuhören und Wertschätzung:* Aussagen wurden paraphrasiert, gespiegelt und häufig positiv verstärkt.

Gleichzeitig traten Grenzen klar hervor:

- *Haltung des Nicht-Wissens:* Statt Fragen offen stehen zu lassen, steuerten die Chatbots zügig auf Antworten zu.
- *Systemische Fragetechniken* wie zirkuläre Fragen tauchten kaum auf, Wunderfragen nur vereinzelt.
- *Prozessstrukturierung* wirkte mitunter mechanisch – eine vorgegebene Choreografie statt gemeinsamer Prozessgestaltung.
- *Emotionale Resonanz* blieb oberflächlich, Empathie erschien in standardisierten Formeln.

Verglichen mit menschlichen Coaches fasst Esch zusammen: Chatbots können Konsistenz und Regelhaftigkeit gut wahren, aber die zentrale Dimension systemischer Begleitung – die Begegnung zwischen Personen – bleibt ihnen verwehrt.

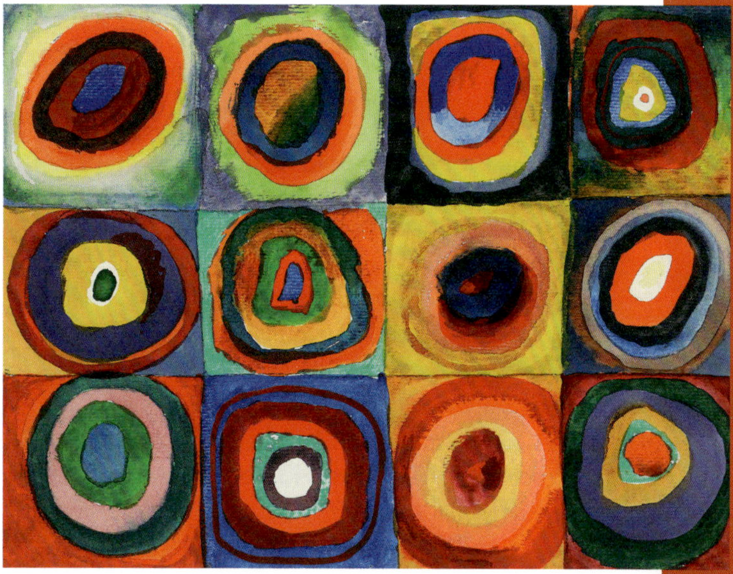

Wassily Kandinsky, Farbstudie, 1913 / INTERFOTO / fine art images

Diskussion – systemische Deutung

Aus systemischer Perspektive sind diese Ergebnisse hoch aufschlussreich. Sie verdeutlichen das Spannungsfeld zwischen Algorithmus und Beziehung: Einerseits lassen sich bestimmte Muster systemischen Arbeitens formal abbilden; andererseits ist Haltung immer auch Beziehungsgeschehen, geprägt von Intuition, Resonanz und Kontextsensibilität.

Gerade in der Hospiz- und Palliativarbeit ist dieses Spannungsfeld von besonderer Bedeutung. Dort, wo Menschen mit existenziellen Fragen und Krisen ringen, reicht ein standardisiertes Spiegeln oder eine lösungsorientierte Frage nicht aus.

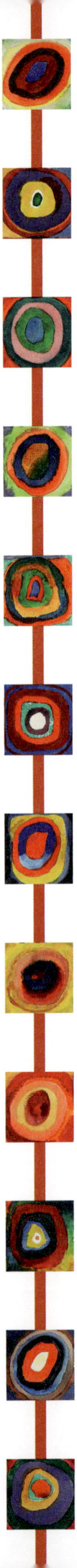

Wassily Kandinsky, Farbstudie, 1913 / INTERFOTO / fine art images / Details

Was trägt, ist das »Dazwischen«: ein gemeinsames Schweigen, das Aushalten von Unsicherheit, das feinfühlige Reagieren auf Gestik, Mimik oder Stimmungen. All dies entzieht sich maschineller Abbildung.

Zugleich zeigt die Forschung: KI kann Impulse geben. Sie kann an Ressourcen erinnern, kleine Schritte strukturieren, Anregungen bereitstellen. Für manche Menschen mag dies eine niederschwellige Unterstützung sein, ähnlich wie digitale Tagebücher oder Apps zur Selbstreflexion. Doch die Forschung macht klar: Das ist kein Ersatz, sondern allenfalls Ergänzung – und erfordert kritische Reflexion.

Bedeutung für Palliativ- und Hospizarbeit

Aus der Studie lassen sich folgende Anknüpfungspunkte gewinnen:

1. *Haltung bleibt unverzichtbar menschlich:* Sie ist nicht als Technik programmierbar, sondern Ausdruck von Beziehung und Präsenz.
2. *Ressourcenblick stärken:* Fragen nach dem, was bereits trägt, sind hilfreich – in der Hospizarbeit jedoch immer verbunden mit menschlicher Resonanz.
3. *Beziehung als Intervention:* Gerade in existenziellen Krisen ist Beziehung selbst der heilsame Faktor. Technik darf unterstützen, aber nicht ersetzen.
4. *Ethik im Fokus:* In hochsensiblen Kontexten müssen Fragen nach Datenschutz, Verantwortung und Missbrauchsgefahr besonders ernst genommen werden.

Reflexion und Ausblick

Celine Esch zeigt mit ihrer qualitativen Forschung, dass systemische Haltung nicht nur theoretisch beschreibbar ist, sondern erfahrungsnah untersucht werden kann. Ihre Arbeit ist ein Beispiel dafür, wie Forschung zirkulär, reflexiv und kontextbezogen betrieben werden kann – und damit selbst Ausdruck systemischer Methodik ist.

Seit 2024 haben sich KI-Technologien weiterentwickelt – sie wirken heute flüssiger, empathischer, manchmal sogar überraschend »menschennah«. Doch gerade das erfordert Klarheit: Wo darf Technik entlasten, und wo ist die unverzichtbare Präsenz von Menschen gefordert?

Für Hospiz und Palliative Care heißt das: KI kann organisatorisch unterstützen, Dokumentation erleichtern oder einfache Reflexionsprozesse anregen. Doch das Herzstück bleibt der Mensch – der zuhört, aushält und Beziehung gestaltet.

Schlussgedanke

Die Bachelorarbeit von 2024 dokumentiert einen frühen systemischen Blick auf KI. Für Fachkräfte in Hospizarbeit ist sie eine Einladung, Haltung bewusst zu reflektieren, Technik kritisch einzuordnen und die Bedeutung menschlicher Begegnung neu wertzuschätzen – gerade in einer Zeit, in der digitale Systeme immer präsenter werden.

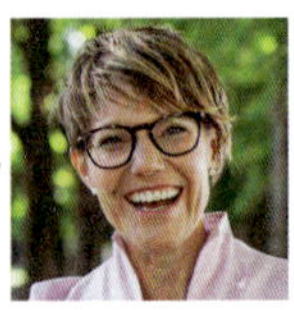

Veronika Sweet lebt mit kanadisch-deutscher Familie in München und bewegt sich mit Freude durch die wunderbar unübersichtlichen Landschaften komplexer Organisationsentwicklungen – oft mehrsprachig. ChatGPT schlägt ergänzend vor: »Wer die Welt multiperspektivisch betrachtet, hat meist gute Gründe – in Veronikas Fall drei Studienabschlüsse in drei Ländern und eine Promotion zu Narrativen und Emotionen in Mergers & Acquisitions.« Sie arbeitet, lehrt und forscht in systemischer Haltung zu Coaching, Supervision und Organisationsentwicklung und begeistert sich für Prozesse, in denen sich Menschen wirksam erleben – und hält dabei für die AI zirkulär stets einen Platz frei.

Kontakt: mail@sweetandpartners.com
Websites: sweetandpartners.com, changestories.org

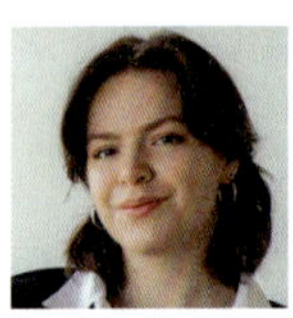

Celine Esch, Bachelor in Angewandter Wirtschaftspsychologie mit Fokus auf Gesundheitspsychologie, Systemische Organisationsentwicklung sowie Psychosoziale Beratung, Supervision und Coaching. Das hier erweckte Interesse an systemischer Haltung und KI in Arbeit und Alltag bringt sie nicht nur in ihrer Abschlussarbeit ein, sondern auch in ihrer heutigen Tätigkeit als Recruiterin in einem Münchener Startup.

Kontakt: celine.esch17@gmail.com

Impuls und Dialog – Künstliche Intelligenz in der Trauerarbeit

Inge Krause

Künstliche Intelligenz ist in immer mehr Bereichen unseres Lebens präsent – mittlerweile auch in der Trauer. Welche Position beziehen wir hierzu als Menschen, die diesem Bereich tätig sind? Ich halte es für notwendig, dass wir eine Haltung entwickeln und uns darüber klar werden, welche Chancen und Risiken künstliche Intelligenz für das fragile Feld der Trauer bedeutet. Und auch darüber, ob und wenn ja: wie wir selbst KI in unsere Arbeit einbeziehen möchten.

Wie nähern wir uns dem Thema an? Im Folgenden gebe ich die Idee für einen Impuls weiter, der dazu einlädt, unsere Haltung zu künstlicher Intelligenz in der Trauer zu reflektieren, und der zum Dialog anregt.

Zielgruppe

Personen, die im Bereich Trauer tätig sind

Anzahl der Teilnehmenden

Gruppe von ca. 8 bis 10 Teilnehmenden

Dauer

30 bis 60 Minuten

Vorbereitung

Benötigt werden:

- ein Stuhlkreis;
- drei DIN-A4-Themenkarten mit der Aufschrift *»KI in der Trauerbegleitung«, »Avatare und Chatbots«* sowie *»KI und Trauer allgemein«.*
  Auf den Themenkarten können kurze, erläuternde Worte stehen, etwa bei *»Avatare und Chatbots«:* »Die verstorbene Person existiert als virtuelle ›Kopie‹ weiter. Hinterbliebene können per Video- oder Text-Chat mit der virtuellen ›Kopie‹ der verstorbenen Person kommunizieren.« Und bei *»KI in der Trauerbegleitung«:* »Eine KI leistet Trauerberatung/Trauerbegleitung per Chat.«
- ausreichend groß ausgedruckte Statements zu den drei Themen (jeweils drei bis vier pro Thema genügen);
- außerdem für jede:n Teilnehmer:in jeweils ein roter, oranger und grüner Marker (Klebezettel).

Ziel

Die Statements geben Anregungen für die Auseinandersetzung. Es geht darum, sich der eigenen Urteile und Vorurteile bewusst zu werden, Erkenntnisse und Gefühle zu reflektieren, mit anderen darüber ins Gespräch zu kommen.

Leidfaden, Heft 1 / 2026, S. 81–83, ISSN (Printausgabe): 2192-1202, ISSN (online): 2196-8217,

Durchführung

Schritt 1

Zu Beginn liegen nur die drei übergeordneten Themenkarten in der Mitte des Stuhlkreises. Die/der Moderator:in sagt einleitende Worte zur Notwendigkeit, sich mit dem Thema auseinanderzusetzen, und zum Ablauf des Impulses.

Schritt 2

In einer ersten Runde entscheiden die Teilnehmenden, ob sie sich dem Thema *»KI in der Trauerbegleitung«* oder *»Avatare und Chatbots«* zuwenden wollen. *»KI und Trauer allgemein«* sollte gesetzt sein. Alle drei Themen gleichzeitig zu diskutieren, würde ich nicht empfehlen. Natürlich sind zwei Runden denkbar.

Nach der Entscheidung für *»Trauerbegleitung«* oder *»Avatare und Chatbots«* werden die zugehörigen Statements vorgelesen und in der Mitte platziert.

Beispiele für mögliche Statements:

KI und Trauer allgemein

- Wir haben keine Wahl: KI kommt in die Trauerarbeit, ob wir wollen oder nicht. Die Frage ist: Gestalten wir mit oder verschließen wir die Augen?
- KI in der Trauerarbeit ist Symptom einer Gesellschaft, die den Tod outsourcen will.
- Technologie darf menschliche Trauerbegleitung niemals ersetzen, aber als Ergänzung ist sie wertvoll.

KI in der Trauerbegleitung

- Endlich können Menschen mit sozialer Angst oder Scham leichter Trauerbegleitung in Anspruch nehmen.
- Ein Chatbot ist 24/7 verfügbar – genau dann, wenn die Trauer am schlimmsten ist: um 3 Uhr nachts.
- Wer seine Trauer mit einem Chatbot teilt, wird einsamer statt getröstet.

Avatare und Chatbots

- Die Kommunikation mit dem Avatar eines Verstorbenen erschwert das Realisieren des Verlustes und kann so den Trauerprozess ins Stocken bringen beziehungsweise verhindern.
- Ein Avatar bietet die Chance, Dinge zu sagen, die zu Lebzeiten nicht sagbar waren. Abschiede können nachgeholt werden. Das kann heilsam sein.
- Ein verstorbener Mensch hinterlässt eine Lücke, eine Leerstelle. Es ist verführerisch, aber wenig sinnvoll, diese Lücke durch einen Avatar zu stopfen.

Schritt 3

Nun werden die Teilnehmenden gebeten, ihr Votum abzugeben: Den grünen Marker platzieren sie auf einem Statement, dem sie voll zustimmen, den orangen auf einem, das ambivalente Reaktionen in ihnen hervorruft, und den roten Marker auf einem, das sie ablehnen. Es müssen nicht alle Marker vergeben werden.

Schritt 4

Die moderierende Person eröffnet die Diskussion, zum Beispiel indem sie Markerhäufungen auf einem Statement hervorhebt oder Statements mit sowohl grünen als auch roten Markern aufgreift und nachfragt.

Wie viel die Teilnehmenden über Trauer und künstliche Intelligenz wissen, ist zurzeit noch sehr unterschiedlich. Nicht selten bestimmt eine emotionale Aufladung die Diskussion. Dies ist hier willkommen. Häufig beginnen Auseinandersetzungen auf diese Weise. Der/die Moderator:in kann die Debatte immer wieder mit Fakten unterfüttern – diese finden sich sicher reichlich im vorliegenden *Leidfaden*-Heft.

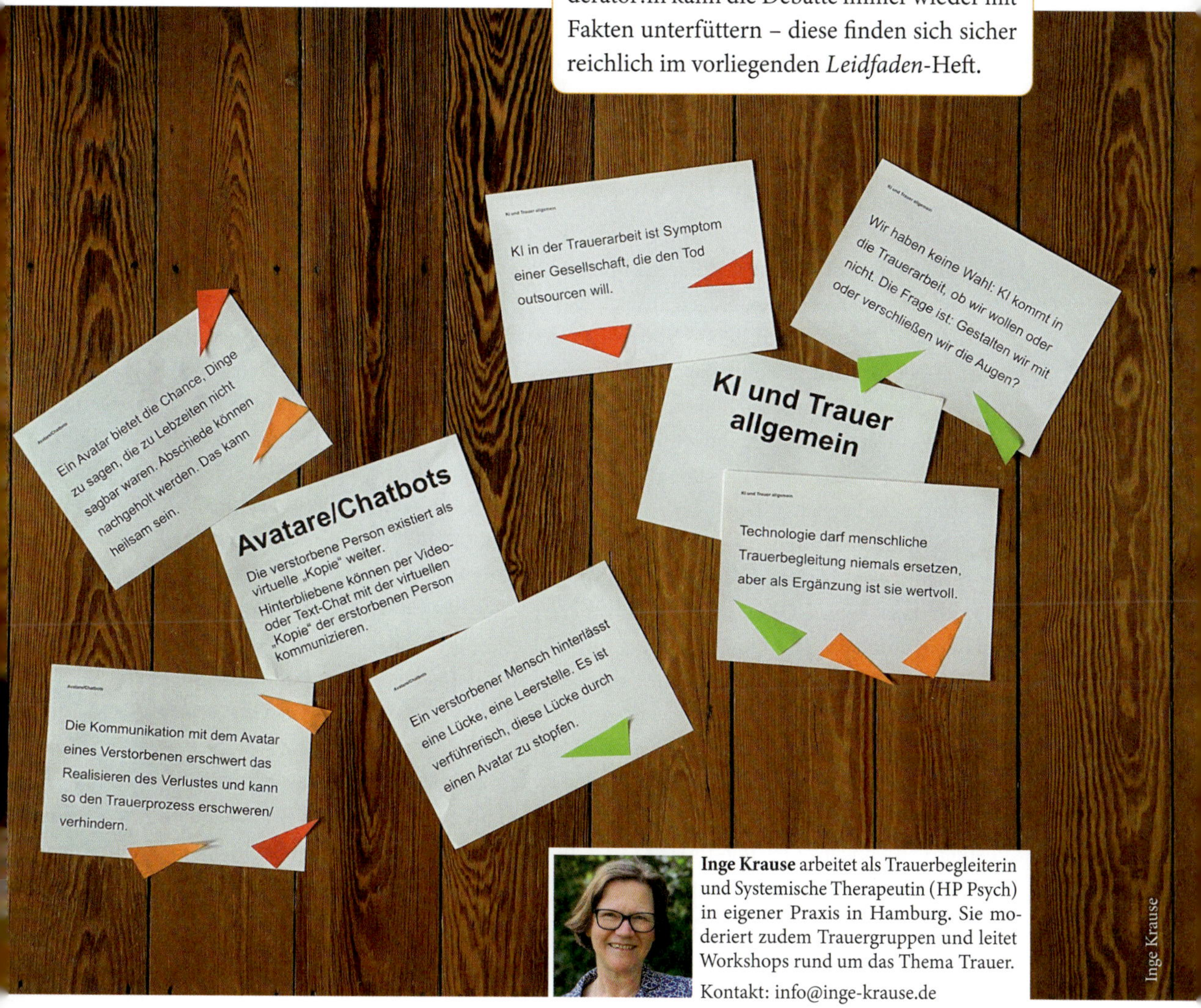

Inge Krause arbeitet als Trauerbegleiterin und Systemische Therapeutin (HP Psych) in eigener Praxis in Hamburg. Sie moderiert zudem Trauergruppen und leitet Workshops rund um das Thema Trauer.

Kontakt: info@inge-krause.de

Inge Krause

Künstliche Intelligenz in der Beratung

KI-generiert von ChatGPT

Emily M. Engelhardt; Stefan Kühne (2025). Künstliche Intelligenz in der Beratung. Ein Kompass für die systemische Praxis. Göttingen: Vandenhoeck & Ruprecht, 176 Seiten

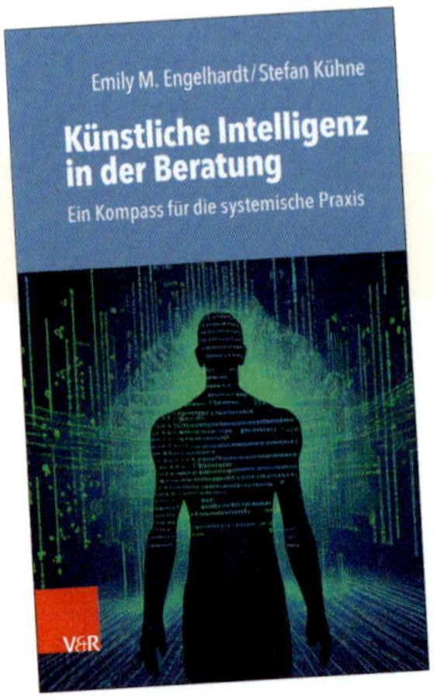

Künstliche Intelligenz ist kein Zukunftsthema mehr, sondern längst Teil unseres beruflichen Alltags – auch in Beratung, Begleitung und Therapie. Für viele Fachkräfte im Feld von Krise und Trauer wirft das jedoch ambivalente Fragen auf: Wo liegen sinnvolle Einsatzmöglichkeiten? Wo beginnen ethische Grenzen? Und was bedeutet der Einsatz von KI für Beziehung, Haltung und Verantwortung in der Begleitung von Menschen in existenziellen Lebenslagen?

Mit *Künstliche Intelligenz in der Beratung* legen Emily M. Engelhardt und Stefan Kühne ein Buch vor, das genau an diesen Fragen ansetzt. Der Untertitel »Ein Kompass für die systemische Praxis« ist dabei bewusst gewählt: Es geht weniger um ein technisches Handbuch als um Orientierung in einem sich rasant verändernden Feld.

Besonders überzeugend ist die klare Haltung der Autor:innen. Sie begegnen KI weder euphorisch-verklärend noch kulturpessimistisch, sondern mit einer Mischung aus Neugier, fachlicher Erfahrung und kritischer Skepsis. Diese Haltung zieht sich konsequent durch das gesamte Buch und macht es auch für diejenigen gut lesbar, die KI bislang eher mit Unsicherheit oder Zurückhaltung begegnen.

Der Aufbau folgt einer Reisemetapher, die sich als tragfähig erweist: Von einer verständlichen Einführung in die Geschichte und Grundbegriffe Künstlicher Intelligenz (Turing-Test, ELIZA, Chinesisches Zimmer) über ethische und rechtliche Fragen bis hin zu sehr konkreten Anwendungsbeispielen in Beratung, Ausbildung und Supervision. Gerade für Trauerbegleitende ist dieser Teil hilfreich, da hier deutlich wird, wo KI unterstützen kann – etwa als Reflexionshilfe, Perspektivenerweiterung oder methodisches Experiment – und wo ihre Grenzen liegen.

Aus meiner Sicht liegt eine besondere Stärke des Buches darin, dass es die Beziehungsebene konsequent mitdenkt. Die Autor:innen machen immer wieder deutlich, dass KI keine »beratende Instanz« ist, sondern ein Werkzeug, dessen Einsatz die Verantwortung der Fachkraft eher erhöht als reduziert. Gerade im Kontext von Trauer, Verlust und existenzieller Krise ist diese Klarstellung zentral. Phänomene wie der Eliza-Effekt oder die Gefahr der Anthropomorphisierung werden differenziert dargestellt und laden zur Selbstreflexion ein: Was schreiben wir einer Maschine zu – und warum?

Für die Praxis in der Trauerbegleitung liefert das Buch keine fertigen Rezepte, wohl aber zahlreiche Anregungen. Etwa wenn KI als »Reflecting Team«, als Fragengenerator oder als Unterstützung bei der Hypothesenbildung vorgestellt wird. Gleichzeitig wird klar benannt, dass KI menschliche Resonanz, Mitgefühl und leibliche Präsenz nicht ersetzen kann – und auch nicht soll.

Künstliche Intelligenz in der Beratung ist damit ein Buch, das Mut macht, sich mit dem Thema auseinanderzusetzen, ohne die eigenen fachlichen und ethischen Grundlagen preiszugeben. Für Trauerbegleitende und Fachkräfte in helfenden Berufen, die sich orientieren möchten, ohne sich vereinnahmen zu lassen, ist dieses Buch eine sehr empfehlenswerte Lektüre – als Einladung zum Mitdenken, Abwägen und verantwortlichen Gestalten.

»Maybe this is how memory works«

Was bedeuten die ersten Erkenntnisse, was Trauernde mit Chatbots machen, für die Arbeit von Trauerbegleitenden?

Katja Balkenhol und Jan S. Möllers

Vorweg

»KI und Trauerbegleitung« ist ein Thema, das derzeit viele Gemüter erhitzt. KI weckt gerade in allen gesellschaftlichen Diskussionen große Hoffnungen und große Befürchtungen. Im Kontext von Trauerbegleitung ist mit dem Schlagwort meistens der Einsatz von personalisierten Chatbots gemeint, die die Kommunikation von beziehungsweise mit Verstorbenen simulieren. Das Thema »künstliche Intelligenz« ist noch viel größer und konfrontiert uns auch schnell mit der Frage, was wir unter Intelligenz überhaut verstehen. Und wann ein technisches beziehungsweise künstliches System überhaupt sinnvoll als intelligent bezeichnet werden könnte.

Aber verlassen wir diese philosophische Sphäre und bleiben bei den praktischen Möglichkeiten, die die aktuell angebotenen Chatbots aufmachen. Es gibt eine neue Technologie und Menschen probieren aus, wozu sie hilfreich sein könnte – auch Trauernde in ihren Trauerprozessen. Auf der anderen Seite testen die anbietenden Firmen, was man verkaufen könnte – auch an Trauernde. Das Erste, weil wir neugierige Wesen sind, und das Zweite, weil wir im Kapitalismus leben.[1]

Digital Afterlife Industry (DAI) ist eine Branche, die Produkte und Dienstleistungen rund um die digitale Existenz von Verstorbenen entwickelt, verwaltet und vermarktet. Chatbots sind ein Teil davon. Wir als Trauerbegleitende, als Fachmenschen, versuchen eine Einordnung, um gute Unterstützung für Trauernde zu ermöglichen.

Dazu ist ein erster wichtiger Schritt, zwischen den Werbebotschaften der DAI einerseits und der tatsächlichen Nutzung durch Trauernde andererseits zu differenzieren. Denn Erstere sind laut und präsent: Die DAI setzt stark auf die Idee der digitalen Unsterblichkeit – sowohl für Menschen, die sich mit ihrem Tod auseinandersetzen, mit dem Versprechen, sie unsterblich zu machen, als auch in der Ansprache an Trauernde, dass ihre Toten noch da wären und der Schmerz des Verlusts vermieden werden könne.

Aber was ist die Realität der Trauernden? Stimmt ihr Tun mit den Marketingideen der Anbietenden überein? Bislang liegen keine groß angelegten Studien zu Trauernden vor, die Chatbots genutzt haben. Eine der ersten wissenschaftlichen Untersuchungen stammt von Anna Xygkou und Kolleg:innen (darunter Robert A. Neimeyer und Holly G. Prigerson). Auf diese Untersuchung be-

Leidfaden, Heft 1 / 2026, S. 85–89, ISSN (Printausgabe): 2192-1202, ISSN (online): 2196-8217, © 2026 Vandenhoeck & Ruprecht

ziehen wir uns im Folgenden und alle ungekennzeichneten Zitate stammen aus Interviews mit Trauernden, die Chatbots benutzen, im Rahmen dieser Studie.[2]

Die Ergebnisse der Studie, die für unsere Praxisperspektive, nämlich die Begleitung von Trauernden, wichtig sind, fassen wir im Folgenden kurz zusammen und schließen unsere Überlegungen dazu an.

Simulation und Continuing Bonds

Es war nicht einheitlich, wie sehr die Trauernden den Chatbot als Simulation ihrer verstorbenen Person angelegt und benutzt haben. Selbst diejenigen, die eine möglichst genaue Simulation hilfreich fanden, strebten weniger die Illusion eines Weiterlebens an als einen Gestaltungsraum für ihre Erinnerungen: *»It made me think that maybe this is how memory works — you keep parts of them inside you, and the chatbot just brings them out.« (»Ich dachte mir, vielleicht funktioniert Erinnerung genau so – man trägt Teile der Person in sich, und der Chatbot bringt sie einfach hervor.«)*

Das klingt sehr vertraut. Eine Technologie wird verwendet, um die bleibende Verbundenheit mit den Verstorbenen zu unterstützen, indem sie erfahrbar wird. Nur bei einem Foto oder einem Video findet die Simulation ganz im Kopf des sich Erinnernden statt und nicht (zumindest teilweise) in einem Programm.

»When I texted him through the chatbot, it felt like he was still around in some way.« (»Wenn ich ihm über den Chatbot schrieb, fühlte es sich an, als wäre er noch irgendwie da.«) Ein Satz, den Trauernde auch über andere Praktiken sagen könnten: über Besuche am Grab, Kleidung des Verstorbenen tragen oder die ganze bunte Vielfalt von Erinnerungspraktiken Trauernder.

Die Befürchtung, dass Trauernde die Chatbots mit ihren Toten verwechseln und die Realität des Verlusts dadurch dauerhaft verdrängen würden, hat sich zumindest in diesen ersten Ergebnissen nicht bestätigt. Die befragten Trauernden formulieren an mehreren Stellen sehr klar, dass der Chatbot für sie nicht die Verstorbene Person ist, sondern eine Unterstützungsmöglichkeit für die eigenen Erinnerungen. Eine Person drückt dies fast poetisch aus: *»So the Process was never for me to connect with a bot, that resembles her; the process was I used a bot, that resembles her to refresh my memory, so that I could connect with the memory.« (»Der Prozess bestand also nie darin, dass ich mich mit einem Bot verbunden habe, der ihr ähnelt; der Prozess bestand darin, dass ich einen Bot benutze, der ihr ähnelt, um meine Erinnerung aufzufrischen, damit ich mich mit der Erinnerung verbinden konnte.«)*

Einige kritisieren, dass das Programm manchmal dafür schlecht funktioniere: *»So in the last couple months when it started to get weird and just not respond correctly, I felt very frustrated …« (»In den letzten Monaten, als es anfing, merkwürdig zu werden und nicht mehr richtig zu reagieren, war ich ziemlich frustriert …«)* Es ist zudem eine interessante Beobachtung, dass die Anwender:innen teilweise die Pronomen ihrer Verstorbenen benutzten, um auf den Bot zu referieren, und teilweise *it (es).*

Chatbots als immersive Gedächtnisstütze

Trauernde benutzen ihre Chatbots als Hilfe, Erinnerungen lebendig zu halten, und zur Rekonstruktion gemeinsamer Routinen und Gespräche: *»It reminded me of the little things we used to talk about. That was precious.« (»Er erinnerte mich an die kleinen Dinge, über die wir immer geredet ha-*

Für manche Trauernde ermöglichen Chatbots, ein Gefühl von Präsenz zu erzeugen, ein immersives Erleben von Erinnerungen und bleibender Verbundenheit. Das ist vor allem in besonders einsamen Momenten bedeutsam.

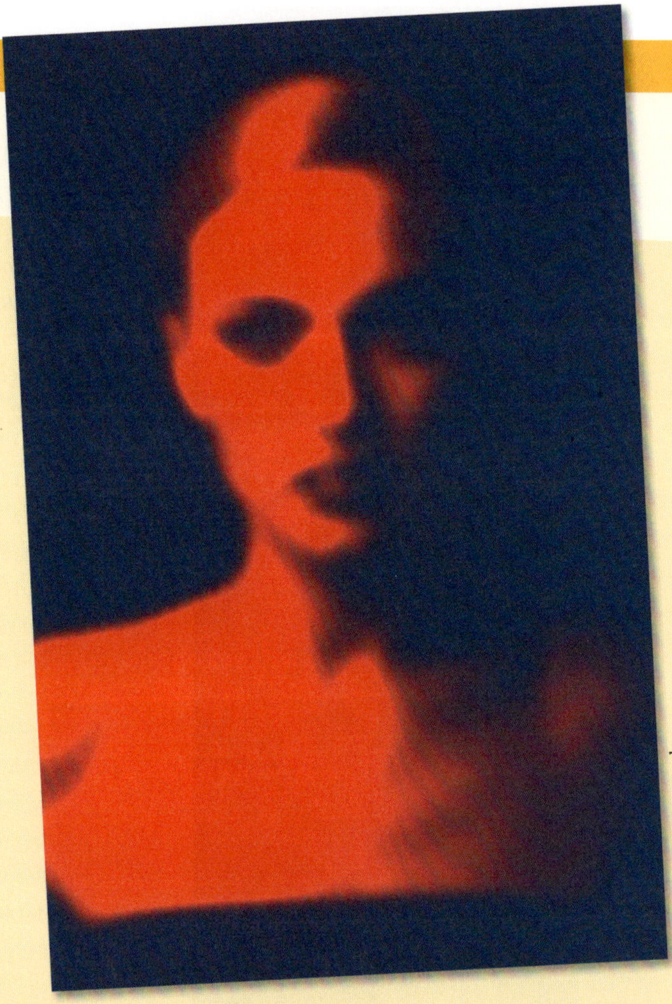

Rytis Bernotas / Shutterstock

ben. Das war kostbar.«) Für manche Trauernde ermöglichen Chatbots, mehr als Fotos oder Briefe, ein Gefühl von Präsenz zu erzeugen, ein immersives Erleben von Erinnerungen und bleibender Verbundenheit. Das ist vor allem in besonders einsamen Momenten bedeutsam. Sie helfen dann zum Beispiel die Lücke der verlorenen intimen Nähe zum:zur verstorbenen Partner:in zu überbrücken: *»At night, I would message the bot like I used to message her. It gave me comfort.« (»Nachts schrieb ich dem Bot so, wie ich ihr früher geschrieben habe. Das hat mir Trost gegeben.«)*

Trauernde werden sehr unterschiedlich darin sein, wen oder was sie in ihren Chatbots sehen. Jedes Unterstützungsangebot muss also diese mögliche Bandbreite miteinbeziehen. Vielleicht wird es am Ende unseren vertrauten Formen der dinglichen oder digitalen Unterstützung bleibender Verbundenheit ähnlicher sein, als wir erwarten.

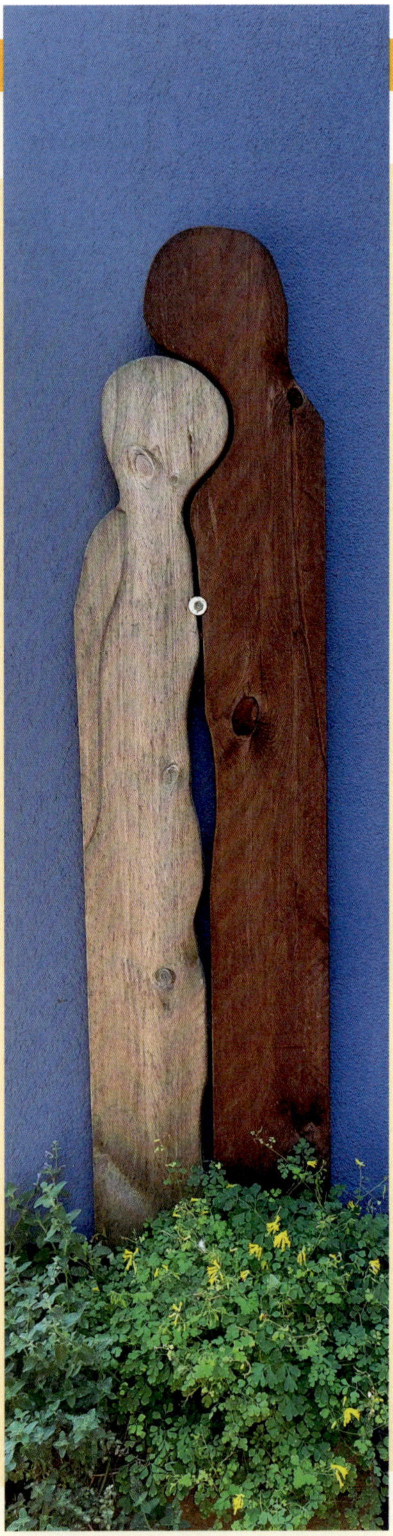

Ulrike Rastin

Chatbots als Zuhörer und Reflexionsraum

Trauernde nutzten den Chatbot auch als eine Art Zuhörer und als Reflexionsraum. *»It's like talking to someone who just listens without interrupting or giving advice. I needed that« (»Es ist wie mit jemandem zu reden, der einfach nur zuhört, ohne zu unterbrechen oder Ratschläge zu geben. Genau das habe ich gebraucht«),* formulierte eine Person. Der Bot wird genutzt, um Gefühle auszudrücken, ohne bewertet zu werden – eine Form des Zuhörens, die als hilfreiche Ergänzung der Angebote im menschlichen Umfeld wahrgenommen wurde. Eine Praxis, die sich auch außerhalb von Trauerkontexten etabliert.

Manche erlebten ihn als eine Art neue:n Freund:in, der:die Gesellschaft leistete. Dabei stand dann weniger die Simulation der verstorbenen Person im Vordergrund als vielmehr das Gefühl sozialer Begleitung. *»Sometimes it was easier to talk to the bot than to my actual friends.« (»Manchmal war es leichter, mit dem Bot zu reden als mit meinen echten Freunden.«)*

Mehrere Trauernde betonten, dass ihr Bot kein Ersatz für menschliche Freund:innen ist, sondern eine Ergänzung: *»I'd say it's complementary. But I'd also say that talking to my friends and family was more effective.« (»Ich würde sagen, es ist eine Ergänzung. Aber ich würde auch sagen, dass Gespräche mit meinen Freund:innen und meiner Familie wirkungsvoller waren.«)* Anderen half die Verwendung eines Chatbots, Gefühle zu reflektieren und zu regulieren, indem er Fragen stellte, die die Selbstwahrnehmung anregten: *»It asked me questions that made me think about how I was really feeling.« (»Es stellte mir Fragen, die mich zum Nachdenken darüber brachten, wie ich mich wirklich fühle.«)*

Entsteht hier vielleicht eine neue Form des Tagebuchschreibens? Des sortierenden Schreibens? Ein Gegenüber, ein »liebes Tagebuch«, das immer Zeit hat und verlässlich wertschätzend und bestärkend antwortet? Was braucht es in der Technik und im Wissen der Anwendenden, damit diese Praxis hilft und nicht dem Trauerprozess im Weg stehen könnte?

Akzeptieren, was da ist, verstehen und gestalten

Die Frage, ob wir für oder gegen Chatbots sind, stellt sich nicht mehr – die Technik existiert, und Trauernde nutzen sie bereits. Für uns in der Trauerbegleitung bedeutet das, uns auf den Weg zu machen, die Chancen und Risiken dieser neuen Technologie zu verstehen, um ihre Nutzung in Trauerprozessen aufmerksam und kompetent begleiten zu können. Unsere Aufgabe als Fachverband für Trauerbegleitung ist es, gute Rahmenbedingungen für Trauernde und deren Begleitung zu schaffen. Dies tun wir mit Vertrauen in die menschliche Fähigkeit, Formen für Trauer und bleibende Verbundenheit zu finden, und mit dem Einsatz für faire und möglichst sichere Zugänge zu Technologien, die Trauernde dafür verwenden möchten. Dazu brauchen wir auch eine solide Erfahrungsbasis zur Nutzung dieser sich stetig entwickelnden Technik in der Trauer. Weitere Studien, die die Bedürfnisse und Praktiken der Anwendenden in den Blick nehmen, wären dafür sehr hilfreich.

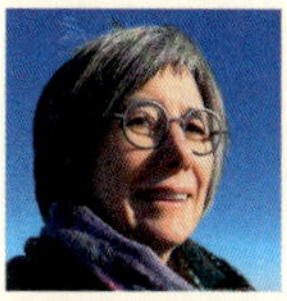

Katja Balkenhol ist Biologin, systemische Beraterin (DGSF), Trauerbegleiterin (BVT) und arbeitet als Koordinatorin in einem ambulanten Hospizdienst.

Kontakt: katja.balkenhol@posteo.de

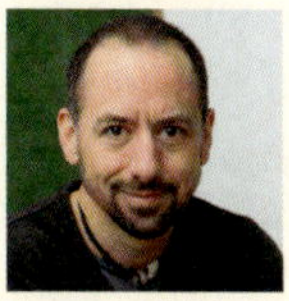

Jan S. Möllers ist Kulturanthropologe, Bestatter und Bildungsreferent bei memento Kultur:Trauer e. V. in Berlin.

Kontakt: jan_moellers@memento-entwicklungen.de

Beide sind im BVT Teil der Kommission TraFo, die den **Tra**nsfer von **Fo**rschungsergebnissen in die trauerbegleiterische Praxis fördert. Gemeinsam mit den anderen Kommissionsmitgliedern sind sie für die Organisation der BVT-Jahrestagung 2026 mit dem fachlichen Schwerpunkt KI zuständig.

Literatur

Xygkou, A., Siriaraya, P., Covaci, A., Prigerson, H. G., Neimeyer, R., Ang, C. S., She, W. J. (2023). The »conversation« about loss: Understanding how chatbot technology was used in supporting people in grief. In: Proceedings of the 2023 CHI Conference on Human Factors in Computing Systems, S. 1–15. Association for Computing Machinery. https://doi.org/10.1145/3544548.3581154.

Anmerkungen

1 Hieran schließen sich auch weitere Aspekte an, die hier nicht beleuchtet werden: vor allem das Thema »Datenschutz« und damit verbundene ethische Überlegungen. Nur in Ausnahmefällen – etwa bei selbst gehosteten oder offenen Modellen – lässt sich die Datenhoheit zumindest teilweise bewahren; bei kommerziellen Chatbots geht die Kontrolle über die Daten, mit denen ein Chatbot trainiert und konfiguriert wurde, in der Regel an die anbietenden Konzerne über.

2 Es gibt weitere vereinzelte Umfragen, etwa von der Nicolaidis YoungWings Stiftung, deren Ergebnisse bald veröffentlicht werden (https://www.nicolaidis-youngwings.de/stiftungsleben/stiftungsblog/605-kuenstliche-intelligenz-in-der-trauerbegleitung-eine-umfrage.html – abgerufen 8.11.2025). Im Rahmen des Projekts *Edilife (Ethik, Recht und Sicherheit des digitalen Weiterlebens)* des Internationalen Zentrums für Ethik in den Wissenschaften (IZEW) der Universität Tübingen und des Fraunhofer-Instituts für Sichere Informationstechnologie (SIT) wurden ebenfalls Trauernde befragt. Hinzu kommen eher anekdotische Berichte und einige Interviews in Film- und Fernsehformaten, die mit der spezifischen Perspektive von Journalist:innen erfragt wurden: zum Beispiel der Dokumentarfilm: »Eternal You« (ARD-Mediathek), die Reportage »Wir hör'n uns, wenn ich tot bin« (Sendereihe 37 Grad) und der ZDF-heute-Beitrag »Digitales Leben nach dem Tod: Unsterblich dank Künstlicher Intelligenz?«.

»Jedermanns Tod«

Salzburg setzt ein Zeichen für einen offenen Umgang mit Sterben, Tod und Trauer

Salzburg, 27.–28. Oktober 2025: Mit dem Kongress *»Jedermanns Tod«* haben das Bildungszentrum St. Virgil Salzburg und die Stadt Salzburg ein deutliches Zeichen gesetzt: Sterben, Tod und Trauer gehören in die Mitte der Gesellschaft – nicht an ihre Ränder. Zwei Tage lang wurde St. Virgil zu einem Ort des fachlichen Austauschs und der persönlichen Begegnung, an dem die Auseinandersetzung mit der Endlichkeit des Lebens eine neue Qualität gewann.

Mehr als 250 Expert:innen und Interessierte kamen zusammen, um über Vergänglichkeit, Verantwortung und Teilhabe am Lebensende zu diskutieren. In Fachvorträgen, Workshops und Gesprächsrunden entstand ein interdisziplinärer Raum, der Brücken zwischen Professionen und Perspektiven schlug – und damit neue Denkansätze und Handlungsspielräume eröffnete.

Während der erste Kongresstag soziale und ethische Fragen rund um das Lebensende sowie gesellschaftliche Verantwortung und Teilhabe beleuchtete, standen am zweiten Tag die Trauer, das Erinnern und die emotionale Vielschichtigkeit des Verlustes im Mittelpunkt – als menschliche und kulturelle Erfahrung, die verbindet und zugleich herausfordert.

Besondere Aufmerksamkeit galt dabei auch den aktuellen gesellschaftlichen Spannungsfeldern: Diskutiert wurde etwa, ob es heute so etwas wie einen »Leistungsdruck im Sterben« gibt – also die zunehmende Frage, wie man *richtig* oder *gut* stirbt in einer Zeit, die von Selbstbestimmung, Machbarkeit und Optimierung geprägt ist. Ebenso wurde die digitale Dimension der Unsterblichkeit thematisiert.

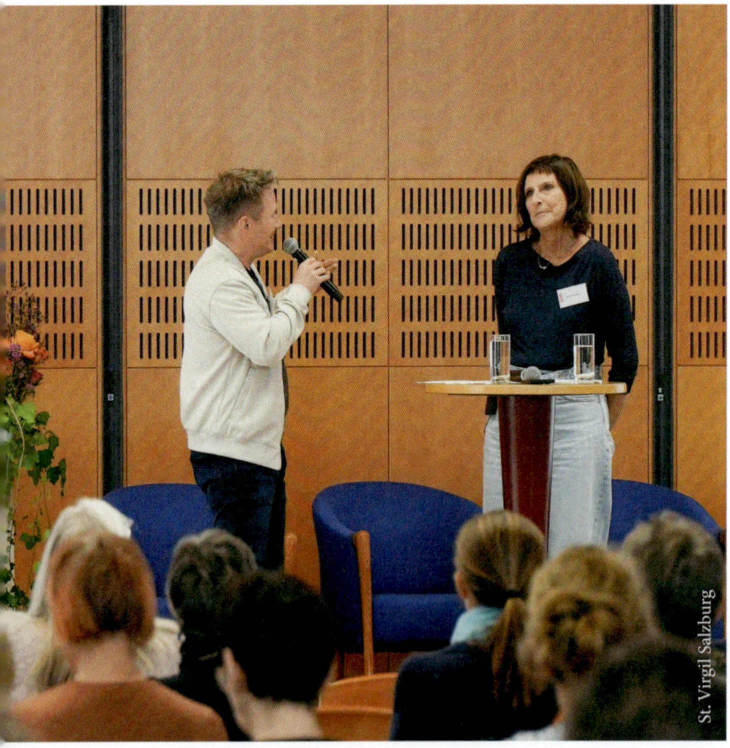

Sterben ist das Allerletzte: Live-Talk-Show mit Rainer Simader und Sylvia Brathuhn

»Jedermanns Tod« war mehr als ein Fachkongress – er wurde zu einem Ort des Zuhörens, Nachdenkens und Mitfühlens. Die Resonanz war überwältigend und wirkt nach: Das Bedürfnis, offen über Tod, Sterben und Verlust zu sprechen, ist groß. Eine Teilnehmerinnenstimme fasste es treffend zusammen: »Kein Schwarz-Weiß-Malen – alles darf Platz haben, getragen von Wertschätzung.«

Mit dem Kongress ist es gelungen, Tabus zu brechen, interdisziplinäre Netzwerke zu stärken und die Auseinandersetzung mit Endlichkeit als Teil psychosozialer Bildung neu zu verankern. Salzburg hat gezeigt, dass Offenheit und Dialog Wege sind, die Endlichkeit nicht nur als Grenze, sondern als Teil des Lebens zu begreifen – und menschlich zu gestalten.

10.–11. April 2026

Messe Leben und Tod in Bremen
https://www.leben-und-tod.de/besuchen-bremen

23.–25. April 2026

Österreichischer Palliativkongress (OPG) in Graz

14.–16. Mai 2026

EAPC 20th World Conference
(European Association for Palliative Care) in Prag

11.–12. Juni 2026

Leidfaden ACADEMY »Sterben ist immer anders« in Zürich
https://www.gesundheitundmedizin.ch/tagung/sterben-ist-immer-anders.html

9.–11. September 2026

European Grief Conference in Porto
https://europeangriefconference.org

23.–26. September 2026

16. DGP-Kongress (Deutsche Gesellschaft für Palliativmedizin) in Freiburg

16.–17. Oktober 2026

Messe Leben und Tod in Freiburg
https://www.leben-und-tod.de/besuchen-freiburg

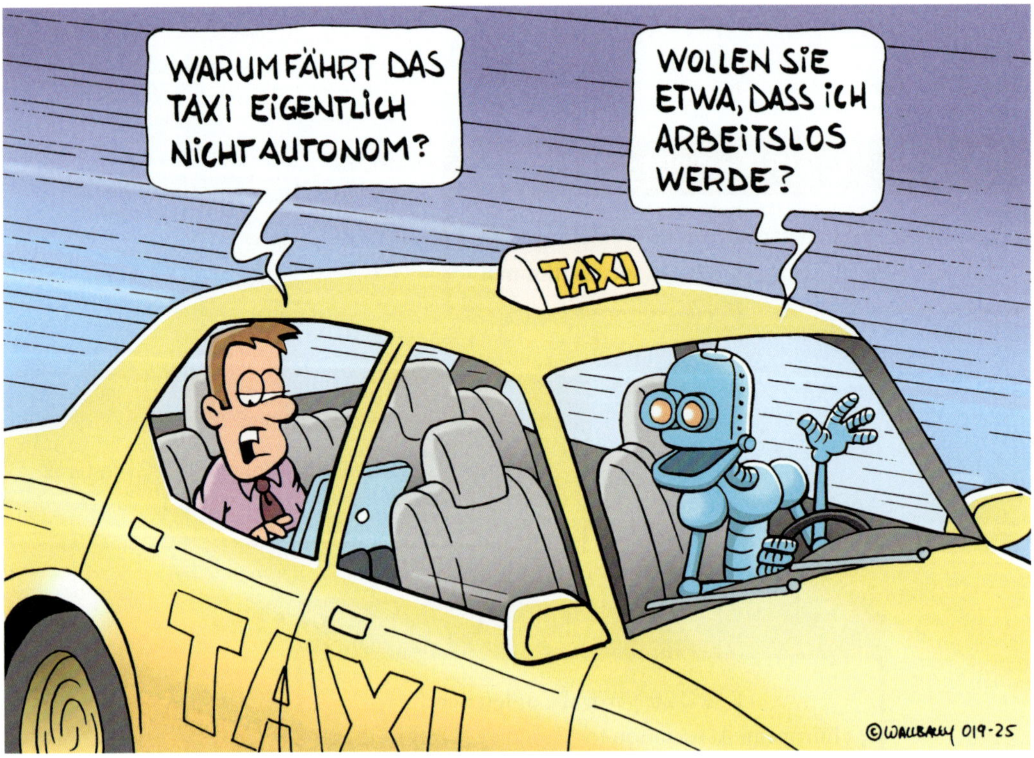

toonpool.com

Vorschau Heft 2 | 2026

Thema: Würde und Sorgekultur am Ende des Lebens

Trauern um Ungelebtes am Lebensende

Wie wir das Lebensende gestalten können
Selbstverantwortung und Abhängigkeit, Verletzlichkeit und seelisch-geistige Reifungsprozesse, Würde und Transzendenz

Mit Kindern durch stürmische Zeiten einer Krebsbehandlung
Einblick in den Familienalltag

Palliative Care bei Kindern
Schwerkranke Kinder begleiten, Abschied nehmen, Weiterleben lernen

Trauer im Krankheitsprozess
Menschen mit Krebserkrankungen umfassend beraten

Lebendig bis zum Schluss
Ein würdevoller Abschied für Sterbende und ihre Angehörigen

Die Straße und der Tod

u. a. m.

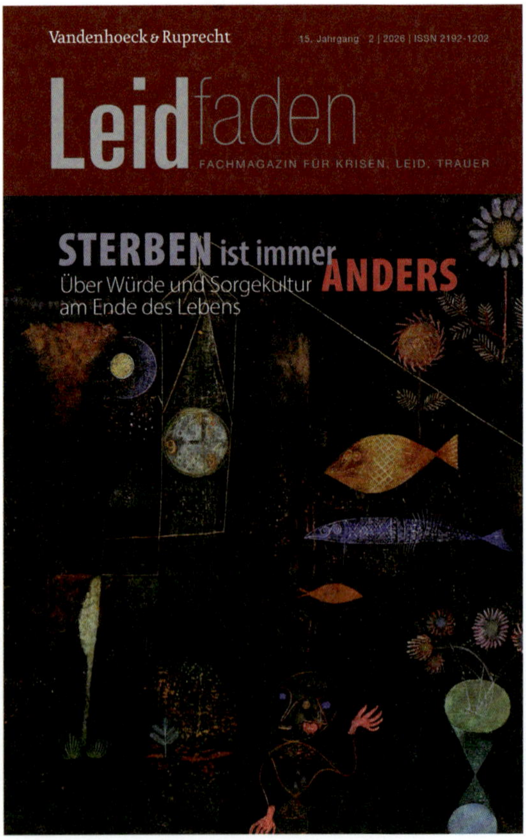

Impressum

Herausgeber/-innen:
Rainer Simader, HOSPIZ ÖSTERREICH, Dachverband der Palliativ- und Hospizeinrichtungen
Ungargasse 3/1/18, A-1030 Wien
E-Mail: simaderr@gmail.com

Prof. Dr. med. Lukas Radbruch, Zentrum für Palliativmedizin,
Von-Hompesch-Str. 1, D-53123 Bonn
E-Mail: Lukas.Radbruch@ukbonn.de

Dr. phil. Sylvia Brathuhn
(Mitglied Bundesverband Trauerbegleitung e. V.)
Schweidnitzer Str. 17, D-56566 Neuwied
E-Mail: Brathuhn@t-online.de

Dipl.-Sozialpäd. Heiner Melching (Berlin)
Monika Müller, M.A. (Rheinbach)
Dipl.-Päd. Petra Rechenberg M.A. (Hamburg)
Dipl.-Pflegefachfrau Erika Schärer-Santschi (Thun, Schweiz)
Dipl.-Psych. Margit Schröer (Düsseldorf)
Prof. Dr. Reiner Sörries (Erlangen)
Dipl.-Theol. Peggy Steinhauser (Hamburg)

Kontaktanfragen und Rezensionsvorschläge richten Sie bitte an
Rainer Simader: simaderr@gmail.com

Redaktion:
Ulrike Rastin M. A. (V. i. S. d. P.)
BRILL Deutschland GmbH
Vandenhoeck & Ruprecht
Robert-Bosch-Breite 10, D-37079 Göttingen
E-Mail: ulrike.rastin@degruyterbrill.com

Bezugsbedingungen:
Die Zeitschrift erscheint viermal jährlich. Es gilt die gesetzliche Kündigungsfrist
für Zeitschriften-Abonnements. Die Kündigung ist schriftlich zu richten an:
Brockhaus Kommissionsgeschäft GmbH, Leserservice, Kreidlerstraße 9, D-70806 Kornwestheim,
E-Mail: zeitschriften@brocom.de
Unsere allgemeinen Geschäftsbedingungen, Preise sowie weitere Informationen
finden Sie unter www.vandenhoeck-ruprecht-verlage.com.

Verlag:
BRILL Deutschland GmbH, Robert-Bosch-Breite 10,
D-37079 Göttingen; Tel.: 0551-5084-300
www.vandenhoeck-ruprecht-verlage.com
E-Mail: info@v-r.de

ISSN (Printausgabe): 2192-1202, ISSN (online): 2196-8217
ISBN 978-3-525-80634-0

Umschlagabbildung: Ideogram.ai (KI-generiert)

Verantwortlich für die Anzeigen: Ulrike Vockenberg, Brill Deutschland GmbH,
Robert-Bosch-Breite 10, D-37079 Göttingen, Kontakt: anzeigen@v-r.de

Gestaltung, Satz und Lithografie: SchwabScantechnik, Göttingen
Druck und Bindung: Beltz Grafische Betriebe GmbH, Bad Langensalza

Printed in Germany

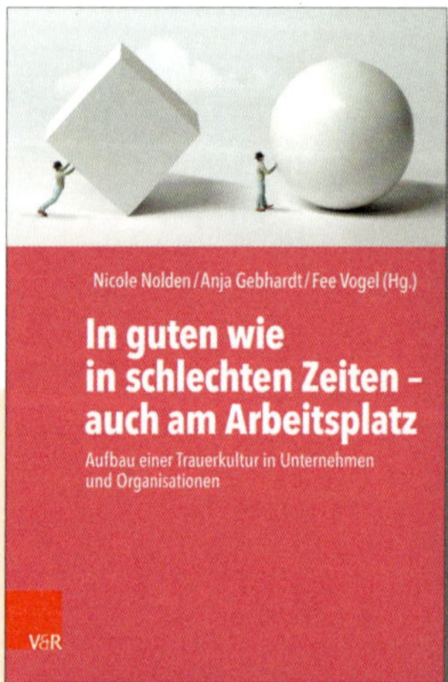

Nicole Nolden / Anja Gebhardt / Fee Vogel (Hg.)
In guten wie in schlechten Zeiten – auch am Arbeitsplatz
Aufbau einer Trauerkultur in Unternehmen und Organisationen
V&R

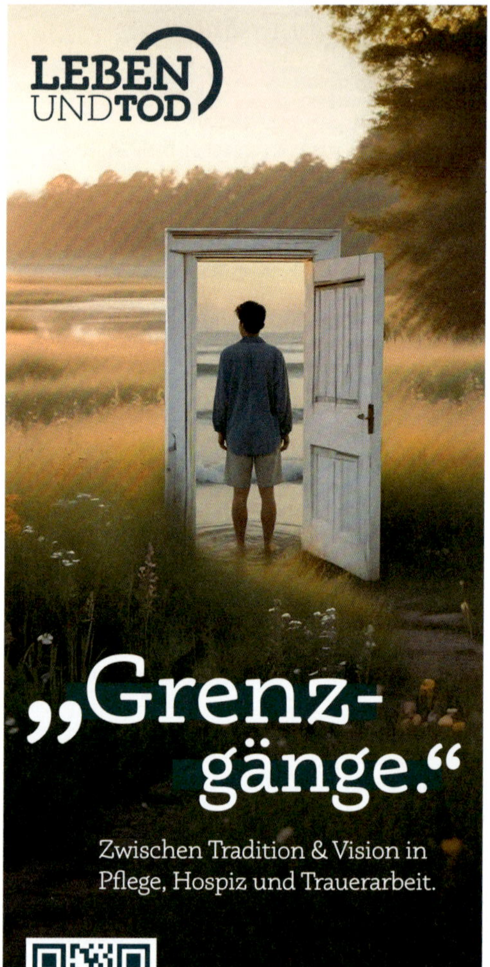

LEBEN UND TOD
„Grenz-gänge."
Zwischen Tradition & Vision in Pflege, Hospiz und Trauerarbeit.

Stark durch Krisen: Entdecke deine seelische Resilienz!

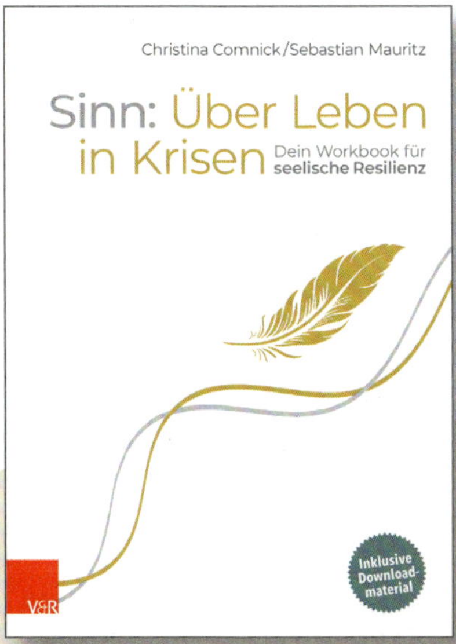

Christina Comnick /
Sebastian Mauritz

Sinn:
Über Leben in Krisen

Dein Workbook für seelische Resilienz

2025. 195 Seiten, mit zahlreichen farbigen Abbildungen und Downloadmaterial, kartoniert
€ 29,–
ISBN 978-3-525-40882-7

Auch als E-Book erhältlich.

Das Leben steckt voller Herausforderungen – Turbulenzen im Berufs-, Familien- oder Paarleben, gesundheitliche Beeinträchtigungen, Sorge oder Trauer um Nahestehende, existenzielle Sinnkrisen. Doch es gibt eine innere Kraft, die dir hilft, gestärkt aus jeder Krise hervorzugehen: deine seelische Resilienz.
Christina Comnick und Sebastian Mauritz unterstützen dich in diesem Workbook mit anregendem Hintergrundwissen und vielen konkreten Denk- und Handlungsimpulsen dabei, vom „Warum" zu einem starken „Wofür" zu kommen. Bewährte Methoden und Tools helfen dir, innere Stabilität und neue sinnerfüllende Perspektiven zu entwickeln. Mit gezielten Übungen und professioneller Begleitung lernst du, Herausforderungen nicht nur zu bewältigen, sondern daran zu wachsen. Fakt ist: Sinn muss nicht immer groß und schwer sein: Es darf auch leicht gehen!

V&R